# 常见慢性病的健康管理

主 审 王 韬

主 编 章雅青 胡三莲

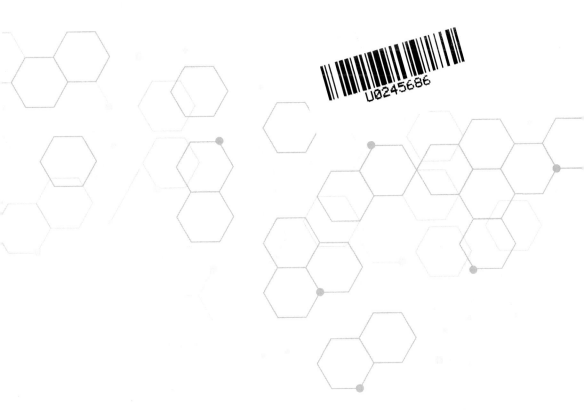

人民卫生出版社

·北 京·

**图书在版编目（CIP）数据**

常见慢性病的健康管理/章雅青，胡三莲主编. —
北京：人民卫生出版社，2023.4（2025.2重印）
ISBN 978-7-117-31069-7

Ⅰ. ①常… Ⅱ. ①章… ②胡… Ⅲ. ①常见病–慢性
病–防治 Ⅳ. ①R4

中国版本图书馆CIP数据核字（2021）第005611号

| | | |
|---|---|---|
| 人卫智网 | www.ipmph.com | 医学教育、学术、考试、健康，<br>购书智慧智能综合服务平台 |
| 人卫官网 | www.pmph.com | 人卫官方资讯发布平台 |

常见慢性病的健康管理
Changjian Manxingbing de Jiankang Guanli

主 编：章雅青 胡三莲
出版发行：人民卫生出版社（中继线 010-59780011）
地 址：北京市朝阳区潘家园南里 19 号
邮 编：100021
E - mail：pmph @ pmph.com
购书热线：010-59787592 010-59787584 010-65264830
印 刷：廊坊一二〇六印刷厂
经 销：新华书店
开 本：710×1000 1/16 印张：11.5
字 数：213 千字
版 次：2023 年 4 月第 1 版
印 次：2025 年 2 月第 2 次印刷
标准书号：ISBN 978-7-117-31069-7
定 价：55.00 元

打击盗版举报电话：010-59787491 E-mail：WQ @ pmph.com
质量问题联系电话：010-59787234 E-mail：zhiliang @ pmph.com
数字融合服务电话：4001118166 E-mail：zengzhi @ pmph.com

# 常见慢性病的健康管理

主　审　王　韬
主　编　章雅青　胡三莲
副主编　袁晓玲　施忠英

## 编者（以姓氏笔画为序）

王彩凤（上海交通大学护理学院）

包　玲（上海交通大学医学院）

吴觉敏（上海交通大学护理学院）

何梦雪（上海交通大学医学院附属上海儿童医学中心）

沈南平（上海交通大学医学院附属上海儿童医学中心）

周莹霞（上海交通大学医学院附属瑞金医院）

赵新鲜（上海交通大学医学院附属仁济医院）

胡三莲（上海交通大学附属第六人民医院）

胡静超（上海交通大学护理学院）（兼编写秘书）

查丹凤（上海交通大学医学院附属仁济医院）

施忠英（上海市精神卫生中心）

袁晓玲（上海交通大学护理学院）

贾　芸（上海交通大学医学院附属仁济医院）

钱会娟（上海交通大学附属第六人民医院）

黄翠琴（上海交通大学附属第六人民医院）

章惠英（上海交通大学护理学院）

章雅青（上海交通大学护理学院）

# 前言

随着人们生活水平的提高、饮食结构与生活方式的改变以及老龄化社会的进程加快，冠心病、糖尿病、脑卒中、腰椎间盘突出症、甲状腺疾病、抑郁症等慢性病的发病率也在逐年增高，给个体、家庭和社会带来极大的身心痛苦和沉重的经济负担，已经成为威胁我国人群健康的主要危害。常见慢性病的防治与健康管理已成为大家广泛关注的话题。但目前还存在常见慢性病的知识知晓率低、控制率低、治疗率低等现象，因此，本书主要契合健康中国战略，充分发挥护理学专业优势，从常见慢性病健康管理的基本知识与技能着手，以常见慢性病的识别、发展、防治与健康管理为基本编写框架，帮助学生树立"健康第一，疾病重在预防"的理念，提升学生的健康素养和自主健康行为，从容应对常见慢性病的风险。

本书以上海交通大学护理学院开发的"常见慢性病的健康管理"及"常见病的健康管理"两门慕课为蓝本，紧密结合慕课的学习目标及常见慢性病管理领域的实践与发展，注重科学性、前沿性、适用性及启发性。全书共有12章，内容涵盖了12种常见慢性病，即冠心病、慢性便秘、肝硬化、糖尿病、痛风、桥本甲状腺炎、脑卒中、腰椎间盘突出症、慢性肾衰竭、白血病、宫颈癌、抑郁症的健康管理。本书主要特点如下：

1. **体现护理专业特色**  以常见慢性病群体的健康需求为出发点，重点介绍具有代表性的各系统常见慢性病的早期识别与健康管理，尤其在疾病的健康管理方面，着重阐述了如何指导病人进行自我健康管理与健康促进，具有较强的针对性与实用性。

2. **明确定位与目标**  本书主要作为普通高等医学及护理学等相关专业的先修课教材，以及"常见慢性病的健康管理"和"常见病的健康管理"慕课的配套教材；同时也可作为非医学及护理专业的通识类、选修课教材。旨在帮助学生理解常见慢性病发生与发展的相关因素、临床表现及有效干预，达到维护与促进健康、提高生存质量的目的。

**3. 创新编写内容与形式** 在保证内容的科学、准确、先进的前提下，编写时以健康管理为导向，增强可读性和适用性，易于学生理解与记忆；章节内容均由案例及思考问题导入并贯穿其中，具有较强的启发性，有助于培养学生的临床思维。编写形式上在每一章的节前均设有学习目标及导言，正文中配有视频二维码，文后注明主要参考文献，可以帮助学生进一步查阅和拓展学习。

本书在编写过程中，得到了各位编者所在单位（上海交通大学医学院、护理学院及各附属医院护理部）的大力支持与鼓励，特此感谢！

由于各编者的水平与编写时间有限，难免存在一定的疏漏，敬请各位护理同仁及读者斧正。

章雅青　胡三莲

2022 年 12 月

# 目录

# 第一章
# 冠心病的健康管理

## 【学习目标】

**识记：**

1. 能准确复述冠心病、心绞痛、心肌梗死的概念。
2. 能正确简述冠心病的临床分型。
3. 能正确阐述心绞痛与心肌梗死的诊断及治疗要点。

**理解：**

1. 能用自己的语言正确解释冠心病的危险因素。
2. 能区别心绞痛与心肌梗死的临床表现。
3. 能准确判断心绞痛与心肌梗死的病因及发病机制。
4. 能结合临床实际阐释心绞痛与心肌梗死的治疗及护理。

**运用：**

1. 能根据所给案例，运用本章所学知识，完成对心肌梗死病人的护理评估、诊断和计划。
2. 能结合临床实际案例，制订一份心绞痛病人的个体化运动计划。

## 案例

视频：冠心病的识别

问题与思考：

1. 关先生突然出现胸口疼痛最可能是什么疾病？
2. 这种疾病的危险因素有哪些？
3. 这种疾病病人需要怎样治疗？

冠状动脉粥样硬化性心脏病（coronary atherosclerotic heart disease，CHD）简称冠心病，是严重危害全人类健康的常见病和多发病，已成为目前最常见的死亡原因之一。随着人们生活水平的提高，饮食结构及生活方式的改变，以及老龄化社会进程的加快，冠心病的发病率和死亡率呈迅速上升趋势。根据《中国卫生健康统计年鉴2019》数据显示，2018年中国城市居民冠心病死亡率为120.18/10万，农村居民冠心病死亡率为128.24/10万，农村地区高于城市地区。无论是城市地区还是农村地区，男性冠心病死亡率均高于女性。冠心病已成为严重威胁人类健康甚至生命的主要疾病之一。

由于冠心病病程长、治愈率低、复发率高、预后差、致残率高等原因，日益增加的卫生服务需求和昂贵的医疗费用已成为社会和家庭的沉重负担。冠心病虽不能根治，但现已证实，通过恰当有效地做好冠心病的综合防治，可以有效降低冠心病的死亡率。

# 第一节　冠心病的识别

## （一）什么是冠心病？

冠心病是指冠状动脉粥样硬化引起管腔狭窄或闭塞，导致心肌缺血、缺氧或坏死而引起的心脏病，也称缺血性心脏病。

1979年世界卫生组织曾将冠心病分为五型，即隐匿型或无症状性冠心病、心绞痛、心肌梗死、缺血性心肌病和猝死。近年趋向于根据发病特点和治疗原则不同分为以下两大类：

1. **急性冠脉综合征（acute coronary syndrome，ACS）**　是一组由急性心肌缺血引起的临床综合征，包括不稳定型心绞痛、非ST段抬高型心肌梗死、ST段抬高型心肌梗死，也有的将冠心病猝死包括在内。一般认为，不稳定型心绞痛和非ST段抬高型心肌梗死是由于动脉粥样斑块破裂或糜烂，伴有不同程度的表面血栓形成、血管痉挛及远端血管栓塞所导致的一组临床症状。ST段抬高型心肌梗死是指急性心肌缺血性坏死，大多是在冠脉病变的基础上发生冠脉血供急剧减少或中断，使相应的心肌严重而持久地急性缺血所致。

2. **慢性冠脉疾病（chronic coronary artery disease，CAD）** 也称慢性心肌缺血综合征（chronic ischemic syndrome，CIS），包括稳定型心绞痛、缺血性心肌病和隐匿型冠心病等。稳定型心绞痛也称劳力性心绞痛，是在冠状动脉狭窄的基础上，由于心肌负荷的增加而引起心肌急剧的、暂时的缺血与缺氧的临床综合征。缺血性心肌病属于冠心病的一种特殊类型或晚期阶段，是指冠状动脉粥样硬化引起长期心肌缺血，导致心肌弥漫性纤维化，产生与原发性扩张型心肌病类似的临床表现。隐匿型冠心病或无症状性冠心病，没有心绞痛的临床症状，但有心肌缺血的客观证据（心电活动、心肌血流灌注及心肌代谢等异常）。

## （二）冠心病的危险因素有哪些？

本病的病因尚未完全明确，目前认为多种因素都可以增加冠心病的患病风险，这些因素被称为危险因素，主要有：

1. **年龄、性别** 多见于 40 岁以上人群，49 岁以后进展较快，近年来发病年龄有年轻化趋势。与男性相比，女性发病率较低，但在绝经期后发病率明显增加。

2. **血脂异常** 脂质代谢异常是动脉粥样硬化最重要的危险因素。总胆固醇、甘油三酯、低密度脂蛋白胆固醇或极低密度脂蛋白胆固醇增高，高密度脂蛋白胆固醇减低，载脂蛋白 A 减低，载脂蛋白 B 增高都被认为是危险因素。此外，脂蛋白（a）增高是独立的危险因素。临床实践中，低密度脂蛋白胆固醇是治疗的靶目标。

3. **高血压** 大量临床证据表明，高血压病人动脉粥样硬化发病率明显增高。60%～70% 的冠状动脉粥样硬化病人有高血压，高血压病人患冠心病概率较正常人增高 3～4 倍。

4. **吸烟** 与不吸烟者相比，吸烟者的冠心病发病率和病死率增高 2～6 倍，且与每天吸烟的支数成正比。被动吸烟也是冠心病的危险因素。

5. **糖尿病和糖耐量异常** 糖尿病病人心血管疾病风险较非糖尿病病人增加 2～5 倍，且动脉粥样硬化进展迅速。而且，糖尿病病人多伴有高甘油三酯血症或高胆固醇血症，如再伴有高血压，则动脉粥样硬化的发病率明显增高。

6. **肥胖** 肥胖也是动脉粥样硬化的危险因素。肥胖可导致血甘油三酯及胆固醇水平的增高，并常伴发高血压或糖尿病。近年研究认为，肥胖者常有胰岛素抵抗，导致动脉粥样硬化的发病率明显增高。

7. **家族史** 一级亲属男性＜55 岁，女性＜65 岁发生疾病，考虑存在早发冠心病家族史。

**8. 其他的危险因素**　①缺少体力活动；②进食过多的动物脂肪、胆固醇、糖和钠盐；③A 型性格等。

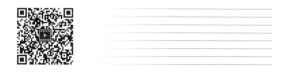

视频：冠心病的危险因素之一——A 型性格

## （三）冠心病是如何发生的？

冠状动脉粥样硬化是本病的基本病因。正常情况下，冠状动脉循环有很强的储备能力，通过神经和体液的调节，其血流量可随身体的生理情况而有显著的变化，在剧烈体力活动、情绪激动时冠状动脉适当地扩张，血流量可增加到休息时的 6 ~ 7 倍，使冠状动脉的供血和心肌的需血保持动态平衡。当冠状动脉粥样硬化导致冠状动脉管腔狭窄或部分分支闭塞时，血流量减少，当心肌的血供减少到尚能应付平时的需要，则休息时无症状。在劳力、情绪激动、饱食、受寒等情况下，心脏负荷突然增加，心肌耗氧量增加时，对血液的需求增加，而冠状动脉的供血却不能相应增加以满足心肌代谢的需要，即可引起心肌缺血缺氧。暂时的缺血缺氧可引起心绞痛，而持续严重的心肌缺血可引起心肌坏死即为心肌梗死。

## （四）冠心病有哪些常见症状？

冠心病可分为稳定型心绞痛、隐匿型冠心病、缺血性心肌病、不稳定型心绞痛、非 ST 段抬高型心肌梗死、急性 ST 段抬高型心肌梗死等类型。

**1. 稳定型心绞痛（stable angina pectoris）**　其特点为阵发性的前胸压榨性疼痛或憋闷感觉，主要位于胸骨后部，可放射至心前区和左上肢尺侧，常发生于劳力负荷增加时，持续数分钟，休息或服用硝酸酯制剂后疼痛消失。疼痛发作的程度、频度、持续时间、性质及诱发因素等在数个月内无明显变化。

**2. 隐匿型冠心病（latent coronary heart disease）**　可分为 3 种类型：①有心肌缺血的客观证据，但无心绞痛症状；②曾有过心肌梗死史，现有心肌缺血客观证据，但无症状；③有心肌缺血发作，有时有症状，有时无症状。

**3. 缺血性心肌病（ischemic cardiomyopathy，ICM）**　包括充血型缺血性心肌病和限制型缺血性心肌病。心绞痛是充血型缺血性心肌病的常见症状之一，发展到一定阶段则会出现心力衰竭，常表现为劳力性呼吸困难，严重时发展为端坐呼吸和夜间阵发性呼吸困难等左心室功能不全的表现，伴有疲乏、虚弱等症状。而且，在充血型缺血性心肌病的病程中可出现各种类型的心律失常，尤其以室性期前收缩等多见。少数病人会出现类似限制型缺血性心肌病的表现。

4. **不稳定型心绞痛（unstable angina pectoris，UAP）/非 ST 段抬高型心肌梗死（non-ST segment elevation myocardial infarction，NSTEMI）** 临床表现相似但程度不同，主要不同表现为缺血严重程度以及是否导致心肌损害。少部分 UAP 病人心绞痛发作有明显的诱发因素，如感染、甲状腺功能亢进或心律失常、低血压、贫血和低氧血症等。UAP 病人胸部不适的性质与典型的稳定型心绞痛相似，通常程度更重、持续时间更长，可达数十分钟，胸痛在休息时也可发生。疼痛可放射至新的部位，发作时伴有新的相关症状，如出汗、恶心、呕吐、心悸或呼吸困难。常规休息或舌下含服硝酸甘油只能暂时甚至不能完全缓解症状。

5. **急性 ST 段抬高型心肌梗死（ST-segment elevation myocardial infarction，STEMI）** 临床表现与梗死的面积大小、部位、冠状动脉侧支循环情况密切相关。

（1）**先兆**：50% ~ 81.2% 的病人在发病前数天有乏力，胸部不适，活动时心悸、气急、烦躁、心绞痛等前驱症状，其中以新发生心绞痛或原有心绞痛加重为最突出。心绞痛发作较以往频繁、程度更剧、持续更久、硝酸甘油疗效差、诱发因素不明显。心电图示 ST 段一过性明显抬高或压低，T 波倒置或增高。

（2）**症状**

1）疼痛：是最先出现的、最突出的症状，多发生于清晨，尤其是晨间运动和排便时。疼痛的性质和部位与心绞痛相似，但程度更剧烈，多伴有大汗、烦躁不安、恐惧及濒死感，持续时间可达数小时或更长，休息和服用硝酸甘油多不能缓解。部分病人疼痛可向上腹部放射而被误诊为急腹症，或因疼痛放射至下颌、颈部、背部而被误诊为牙痛、关节痛等其他疾病。

2）全身症状：一般在疼痛发生后 24 ~ 48 小时出现，表现为发热、心动过速、白细胞增高和红细胞沉降率增快等。体温可升高至 38℃左右，很少超过 39℃，持续约 1 周。

3）胃肠道症状：疼痛剧烈时常伴有频繁的恶心、呕吐、上腹胀痛，肠胀气亦不少见，重症者可发生呃逆。

4）心律失常：见于 75% ~ 95% 的病人，多发生在起病 1 ~ 2 天，以 24 小时内最多见。各种心律失常中以室性心律失常最多，尤其是室性期前收缩。心室颤动是 ST 段抬高型心肌梗死早期，特别是入院前的主要死因。

5）低血压和休克：疼痛发作期间血压下降常见，但未必是休克。如疼痛缓解而收缩压仍低于 80mmHg，有烦躁不安、面色苍白、皮肤湿冷、脉细而快、大汗淋漓、尿量减少、神志迟钝甚至昏厥者，则为休克表现。休克一般多发生在起病后数小时至数天内，约 20% 的病人会出现，主要为心源性休克。

6）心力衰竭：发生率为 32% ~ 48%，主要是急性左心衰竭。可在起病最初几天内发生，或在疼痛、休克好转阶段出现，表现为呼吸困难、咳嗽、发绀、烦躁等症状，重者可发生肺水肿，随后可有颈静脉怒张、肝大、水肿等右心衰竭表现。右心室梗死者可一开始即出现右心衰竭表现，伴血压下降。

## （五）诊断冠心病需要做哪些检查？

### 1. 心电图检查

（1）稳定型心绞痛：心电图检查是发现心肌缺血、诊断心绞痛最常用的检查方法。约有半数病人静息心电图为正常，可有陈旧性心肌梗死的改变或非特异性 ST 段和 T 波异常。心绞痛发作时，绝大多数病人可出现暂时性心肌缺血引起的 ST 段压低（≥ 0.1mV），有时出现 T 波倒置，平时有 T 波持续倒置的病人，发作时也可变为直立。运动负荷试验及 24 小时动态心电图可显著提高缺血性心电图的检出率，但不能作为诊断或排除冠心病的依据。

（2）急性 ST 段抬高型心肌梗死

1）心电图呈现特征性改变：①面向坏死区周围心肌损伤的导联上出现 ST 段抬高呈弓背向上形；②面向透壁心肌坏死区的导联上出现宽而深的 Q 波（病理性 Q 波）；③面向损伤区周围心肌缺血区的导联上出现 T 波倒置；④背向心肌坏死区的导联则出现相反的改变，即 R 波增高，ST 段压低和 T 波直立并增高。

2）心电图呈现动态性改变：①起病数小时内可无异常或出现异常高大两肢不对称的 T 波，为超急性期改变。②数小时后，ST 段明显抬高，弓背向上，与直立的 T 波相连，形成单相曲线。数小时至 2 天内出现病理性 Q 波，同时 R 波减低，为急性期改变。Q 波在 3 ~ 4 天内稳定不变，以后 70% ~ 80% 永久存在。③如早期不进行治疗干预，抬高的 ST 段可在数日至 2 周内逐渐回到基线水平，T 波则呈平坦或倒置，为亚急性期改变。④数周至数月后，T 波呈 V 形倒置，两肢对称，波谷尖锐，为慢性期改变。T 波倒置可永久存在，也可在数月至数年内逐渐恢复。

3）急性 ST 段抬高型心肌梗死的定位和范围可根据出现特征性改变的

导联来判断。

（3）不稳定型心绞痛和非 ST 段抬高型心肌梗死：症状发作时的心电图具有重要意义。大多数病人胸痛发作时有一过性 ST 段（抬高或压低）和 T 波（低平或倒置）改变，ST 段的动态改变（抬高或压低 ≥ 0.1mV）往往提示可能会发生急性心肌梗死或猝死，但通常会随着心绞痛的缓解而完全或部分消失。

2. **多层螺旋 CT 冠状动脉成像（CTA）与冠状动脉造影（CAG）**　冠状动脉造影（CAG）目前仍然是诊断冠心病的"金标准"，具有创性大、检查费用高、检查风险大等缺点。近年来，随着医学诊断技术的不断发展，多层螺旋 CT 冠状动脉成像（CTA）作为非侵入性的有创性检查，越来越广泛地被应用于冠心病的临床诊断中。其可以较清楚地显示冠脉管腔狭窄程度和管壁钙化情况，还能评价心脏的运动功能及心肌、冠状动脉的血流灌注，对于冠心病的诊断与筛查均具有重要意义。

3. **超声心动图**　包括 M 型超声心动图、二维超声心动图、彩色多普勒血流成像、经食管超声心动图、冠状动脉内超声等。可用于了解心脏结构、心内或大血管内血流方向和速度、心瓣膜的形态和活动度、瓣口面积、心室收缩和舒张功能等。

4. **放射性核素检查**　对心肌缺血的诊断较有价值。同时，可显示心肌梗死的部位与范围，观察心室壁的运动和左心室射血分数，有助于判定心室的功能、诊断梗死后造成的室壁运动失调和心室壁瘤。

5. **实验室检查**

（1）**血液检查**：起病 24 ~ 48 小时后白细胞计数可增高至（10 ~ 20）× $10^9$/L，中性粒细胞增多，红细胞沉降率增快，C 反应蛋白增高可持续 1 ~ 3 周。

（2）**血清心肌坏死标志物**：心肌损伤标志物增高水平与心肌坏死范围及预后明显相关，建议入院即刻测定。

1）肌红蛋白：出现最早，但特异性不高。于起病后 2 小时内即可升高，12 小时内达高峰，24 ~ 48 小时内恢复正常。

2）肌钙蛋白 I（cTnI）或 T（cTnT）：出现稍晚，但特异性高，是诊断心肌坏死的敏感指标。起病后 2 ~ 4 小时后升高，cTnI 于 10 ~ 24 小时达高峰，7 ~ 10 天降至正常，cTnT 于 24 ~ 48 小时达高峰，10 ~ 14 天降至正常。

3）肌酸激酶同工酶（CK-MB）：对早期诊断有较重要的价值。起病后 4 小时内增高，16 ~ 24 小时达高峰，3 ~ 4 天恢复正常。

# 第二节　冠心病的发展

## （一）心绞痛严重程度如何分级？

加拿大心血管病学会（CCS）将心绞痛严重程度分为 4 级：

Ⅰ级：一般体力活动（如步行和登楼）不受限，仅在强、快或持续用力时发生心绞痛。

Ⅱ级：一般体力活动轻度受限，快步、饭后、寒冷或刮风中、精神应激或醒后数小时内发作心绞痛。一般情况下平地步行 200m 以上或登楼一层以上受限。

Ⅲ级：一般体力活动明显受限，一般情况下平地步行 200m 或登楼一层引起心绞痛。

Ⅳ级：轻微活动或休息时即可发生心绞痛。

## （二）如何鉴别稳定型心绞痛与急性心肌梗死的疼痛症状？

1. **诱因**　稳定型心绞痛常由体力劳动、情绪激动（如愤怒、焦急、过度兴奋等）、饱食、寒冷、吸烟、心动过速、休克等所诱发，疼痛多发生于体力劳动或激动时，而不是之后。急性 ST 段抬高型心肌梗死的诱因多不明显，且常发生于安静时。

2. **部位和性质**　稳定型心绞痛和急性 ST 段抬高型心肌梗死发生疼痛的部位相同、性质相似。主要在胸骨体之后，可波及心前区，手掌大小范围，也可横贯前胸，界限不清楚，常放射至左肩、左臂内侧达环指和小指，或至颈、咽、下颌部。性质常为压迫、发闷或紧缩样感，也可有烧灼感，但不像针刺或刀扎样锐痛，偶伴濒死感。发作时，病人往往不自觉被迫停止正在进行的活动，直至症状缓解。

3. **持续时间和缓解方式**　稳定型心绞痛的疼痛多持续 3 ~ 5 分钟，一般不超过 30 分钟。在休息或舌下含服硝酸甘油后即可在数分钟内迅速缓解。可数天或数周发作 1 次，也可 1 天内发作多次。急性 ST 段抬高型心肌梗死的疼痛持续时间较长，可达数小时或更长，休息和含服硝酸甘油多不能缓解。

## （三）急性心肌梗死有哪些并发症？

1. **乳头肌功能失调或断裂**　是心肌梗死常见并发症之一，总发生率达50%。二尖瓣乳头肌因缺血、坏死等使收缩功能发生障碍，造成二尖瓣脱垂及关闭不全。轻者可以恢复，重者见于下壁心肌梗死，乳头肌整体断裂，左心功能衰竭，迅速发生急性肺水肿，在数天内死亡。

2. **心脏破裂**　少见，常在起病 1 周内出现。多为心室游离壁破裂，造成心包积血引起急性心脏压塞而猝死。偶为心室间隔破裂造成穿孔，可引起心力衰竭和休克而在数天内死亡。

3. **栓塞**　发生率为 1% ~ 6%，见于起病后 1 ~ 2 周。可为左心室附壁血栓脱落所致，引起脑、肾、脾或四肢等动脉栓塞；也可因下肢静脉血栓形成部分脱落所致，产生肺动脉栓塞而导致猝死。

4. **心室壁瘤**　主要见于左心室，发生率为 5% ~ 20%。较大的室壁瘤，体格检查可见左侧心界扩大，心电图显示 ST 段持续抬高，超声心动图可见心室局部有反常搏动。

5. **心肌梗死后综合征**　发生率为 1% ~ 5%。于心肌梗死后数周至数月内出现，可反复发生，表现为心包炎、胸膜炎或肺炎，有发热、胸痛等症状，可能为机体对坏死组织的变态反应。

# 第三节　冠心病的治疗

## （一）慢性稳定型心绞痛应如何治疗？

慢性稳定型心绞痛的治疗原则为改善冠状动脉的血供和降低心肌耗氧，缓解症状；同时治疗动脉粥样硬化，预防心肌梗死和猝死，延长生存期，提高生活质量。

1. **发作时的治疗**

（1）**休息**：发作时应立即休息，一般病人在停止活动后症状即可消除。

（2）**药物治疗**：宜选用作用较快的硝酸酯类药物，可扩张冠状动脉、增加冠脉循环的血流量，还可扩张外周血管、减轻心脏负荷，从而缓解心绞痛。

2. **缓解期的治疗**

（1）**倡导健康的生活方式**：一般不需卧床休息，但需尽量避免各种诱发因素。戒烟限酒、健康饮食；保持适当的体力活动；做好体重、血脂的管理，控制血压及血糖等。

（2）**药物治疗**

1）改善缺血、缓解症状的药物：包括一线治疗药物，β 受体拮抗剂、钙通道阻滞剂、短效硝酸酯类药物；二线治疗药物，长效硝酸酯类药物、伊伐布雷定、尼可地尔、雷诺嗪、曲美他嗪等。可根据病人的并发症及耐受性，必要时将二线治疗药物用做一线治疗药物。

a. 硝酸酯类药物：可减少心肌需氧和改善心肌灌注，从而改善心绞痛症状。根据 2010 年《硝酸酯在心血管疾病中规范化应用的专家共识》及 2014 年《硝酸酯类药物静脉应用建议》等相关指南推荐如下：短效硝酸酯类药物与 β 受体拮抗剂联用较单独用药可发挥更大的抗缺血效果；长效硝酸酯类药物用于降低心绞痛发作的频率和程度，可能增加病人的运动耐量，不适宜于心绞痛急性发作的治疗。长期、持续使用硝酸酯类药物时应注意预留足够的无药间期，以减少耐药性的发生。硝酸酯类药物的不良反应包括头痛、面色潮红、心率反射性加快和低血压等。常用硝酸酯类药物情况见表 1-1。

表 1-1　常用硝酸酯类药物及其用法

| 药物名称 | 给药途径 | 起效时间 | 作用持续时间 | 剂量 |
|---|---|---|---|---|
| 硝酸甘油 | 舌下含服 | 1 ~ 2min | 20 ~ 30min | 0.3 ~ 0.6mg，一般连用不超过 3 次，最大剂量 1.5mg，每次相隔 5min |
|  | 喷剂 | 2 ~ 3min | 20 ~ 30min | 0.4mg/次，15min 内不超过 1.2mg |
| 硝酸异山梨酯 | 舌下含服 | 2 ~ 5min | 2 ~ 3h | 5 ~ 10mg/次，5 ~ 10min 后可重复含服 |
|  | 平片 | 15 ~ 40min | 4 ~ 6h | 5 ~ 20mg/次，3 ~ 4 次/d |
|  | 缓释片 | 60 ~ 90min | 10 ~ 14h | 20 ~ 40mg/次，1 ~ 2 次/d |
| 单硝酸异山梨酯 | 平片 | 30 ~ 60min | 3 ~ 6h | 20mg/次，2 次/d |
|  | 缓释片 | 30 ~ 60min | 10 ~ 14h | 40 ~ 60mg/次，1 次/d |

b. β 受体拮抗剂：β 受体拮抗剂能抑制心脏 β 肾上腺素受体合成，减慢心率、减弱心肌收缩力、降低血压，以减少心肌耗氧量及心肌缺血发作，降低心绞痛病人死亡和心肌梗死的风险。推荐使用无内在拟交感活性的选择性常用药物有 $\beta_1$ 受体拮抗剂，如美托洛尔（平片 25 ~ 100mg/次，2 次/d；缓释片 47.5 ~ 190mg/次，1 次/d）、比索洛尔（5 ~ 10mg/次，1 次/d）、阿替洛尔（25 ~ 50mg/次，2 次/d）等，宜从小剂量开始，逐渐增加，以能缓解症状、心率不低于 50 次/min 为宜。若无禁忌证，应作为慢性稳定型心绞痛的初始治疗首选药物之一，尤其适用于伴有高血压、既往有心肌梗死病史或左心室功能不全的病人。

c. 钙通道阻滞剂：此类药物能抑制心肌收缩、减少心肌耗氧；同时可扩张冠状动脉、解除冠状动脉痉挛，改善心内膜下心肌的供血；还可扩张周围血管，减轻心脏负荷。常用的药物分为二氢吡啶类，包括硝苯地平（控释片 30mg/次，1 次/d）、氨氯地平（5～10mg/次，1 次/d）等；非二氢吡啶类，包括维拉帕米（平片 40～80mg/次，3 次/d；缓释片 240mg/次，1 次/d）、地尔硫草（平片 30～60mg/次，3 次/d；缓释片 90mg/次，1 次/d）等。

d. 其他药物：主要用于 β 受体拮抗剂或钙通道阻滞剂有禁忌或不耐受，或不能控制症状的情况。如曲美他嗪、尼可地尔、盐酸伊伐布雷定等。

2）预防心肌梗死，改善预后的药物

a. 抗血小板治疗的药物：除有禁忌证的慢性稳定型心绞痛病人外，其他病人可长期、低剂量服用阿司匹林，以降低心肌梗死、脑卒中或心血管性死亡的发生风险。最佳剂量范围为 75～150mg/d。不能耐受阿司匹林的病人可改用氯吡格雷。

b. 他汀类药物：为首选降脂类药物。能有效降低血清总胆固醇（TC）和低密度脂蛋白胆固醇（LDL-C），延缓斑块进展，使斑块稳定。所有明确诊断冠心病的病人，若无禁忌证，均应给予积极的降血脂治疗，尽量将 LDL-C 控制在 1.8mmol/L（70mg/dl）以下。常用药物有辛伐他汀、阿托伐他汀、普伐他汀等。

c. 血管紧张素转换酶抑制剂（ACEI）/血管紧张素 Ⅱ 受体拮抗剂（ARB）：合并高血压、糖尿病、心力衰竭或左心室收缩功能不全的高危心绞痛病人，建议使用 ACEI，不能耐受 ACEI 类药物者可使用 ARB 类药物。常用的 ACEI 类药物有卡托普利、依那普利、培哚普利、贝那普利等；ARB 类药物有奥美沙坦、厄贝沙坦、坎地沙坦等。

d. 传统中药：已有研究证实传统中药在治疗甚至改善慢性稳定型心绞痛病人预后方面具有一定疗效，但尚需大样本、随机对照的长期循证医学研究进一步证实。目前推荐的药物有通心络、冠心舒通胶囊、复方丹参滴丸、麝香保心丸等。

（3）**血管重建治疗**：常用的血管重建治疗方法包括经皮冠状动脉介入治疗（percutaneous coronary intervention，PCI）和冠状动脉旁路移植术（coronary artery bypass grafting，CABG）。选择何种治疗方法，还需根据冠状动脉病变的情况、病人对开胸手术的耐受程度以及病人的意愿等方面综合考虑。近年来，PCI 由于创伤小、恢复快、危险性相对较低，日益普遍应用于临床，尤其是新型药物洗脱支架及新型抗血小板药物的应用，使得 PCI 的治疗效果也不断提升。

## （二）急性冠脉综合征应如何治疗？

对于不稳定型心绞痛和非 ST 段抬高型心肌梗死的治疗原则为：迅速缓解症状，避免发生心肌梗死和死亡，改善预后和提高病人生活质量。

对于 ST 段抬高型心肌梗死，强调及早发现、及早入院治疗，加强入院前的就地处理。治疗原则为尽快再灌注缺血心肌（到达医院后 30 分钟内开始溶栓或 90 分钟内开始介入治疗），防止梗死范围扩大，缩小心肌缺血范围；及时处理恶性心律失常、心力衰竭、休克及各种并发症，防止猝死；保护和维持心功能，提高病人的生活质量。

**1. 急性发作时的治疗** 发作时应立即停止活动，休息，并尽快向急救中心呼救。一般在停止活动后症状逐渐消失。较重发作、无禁忌证的急性冠脉综合征病人应立即舌下含服硝酸甘油 0.3 ~ 0.6mg，每 5 分钟可重复 1 次，总量不超过 1.5mg。对于 ST 段抬高型心肌梗死病人采用 PCI 尽早开通梗死相关动脉，可明显降低死亡率，减少并发症，改善病人预后。

**2. 住院后治疗**

**（1）一般处理：**所有 ST 段抬高型心肌梗死病人入院后应立即给予心电、血压和血氧饱和度监测，常规给予吸氧，迅速给予有效镇痛剂，如哌替啶 50 ~ 100mg 肌内注射或吗啡 5 ~ 10mg 皮下注射，必要时 1 ~ 2 小时后再注射 1 次，以后每 4 ~ 6 小时重复使用。

**（2）再灌注心肌：**起病 3 ~ 6 小时（最多 12 小时）内使闭塞的冠状动脉再通，心肌得到再灌注，濒临坏死的心肌可能得以存活或缩小坏死范围，有利于梗死后心肌重塑，改善预后。

1）直接经皮冠状动脉介入治疗（PCI）：ST 段抬高型心肌梗死急性期行直接 PCI 已成为首选方法，可获得较好的治疗效果。

2）溶栓治疗：溶栓治疗具有快速、简便、经济、易操作的特点，对于无条件施行 PCI 或延误再灌注时机者，无禁忌证应立即（接诊后 30 分钟内）溶栓治疗。研究显示，ST 段抬高型心肌梗死病人小于 2 小时进行溶栓治疗，死亡率低于直接 PCI；小于 3 小时进行溶栓，死亡率和直接 PCI 相当。

溶栓治疗适应证：①2 个或 2 个以上相邻导联 ST 段抬高，或病史提示伴左束支传导阻滞，起病时间＜ 12 小时，年龄＜ 75 岁；②ST 段显著抬高，年龄＞ 75 岁，经慎重权衡利弊仍可考虑；③ST 段抬高，发病时间 12 ~ 24 小时，溶栓治疗获益不大，但如有进行性缺血性胸痛和广泛 ST 段抬高并经过选择的病人，仍可考虑；④高危心肌梗死，就诊时收缩压＞ 180mmHg 和 / 或舒张压＞ 110mmHg，将血压降至 150/90mmHg 时再行溶栓治疗；⑤虽有 ST 段抬高，但起病时间＞ 24 小时，缺血性胸痛已消失或仅有 ST 段压低者不主张采取溶栓治疗。

溶栓治疗禁忌证：①出血性脑卒中史，1年内发生过缺血性脑卒中或脑血管事件；②近期（2~4周）活动性内脏出血、外科大手术、创伤史等；③未控制的重度高血压或慢性重度高血压病史；④疑有主动脉夹层、出血性疾病或有出血倾向者，严重肝肾功能损害及恶性肿瘤等。

溶栓药物的研发可分为以下4个阶段：①第一代溶栓药物，以链激酶（SK）和尿激酶（UK）为代表。用法：链激酶150万U静脉滴注，30~60分钟内滴完；尿激酶150万~200万U，30分钟内静脉滴注。溶栓结束后12小时皮下注射普通肝素7 500U或低分子肝素，共3~5天。②第二代溶栓药物，以组织型纤溶酶原激活剂（t-PA）为代表，包括重组人组织型纤溶酶原激活剂（rt-PA）、尿激酶原（pro-UK）等，特异性好，不良反应少。③第三代溶栓药物，如瑞替普酶（r-PA）、替奈普酶（TNK-tPA）等，特点是溶栓开通快速、有效率高、半衰期长等。④第四代溶栓药物，主要为血浆交联纤维蛋白降解产物PAI-I抑制剂，特点是可口服、不良反应少，但目前仍处于试验阶段。

3）抗栓治疗：①抗血小板治疗。目前对于ST段抬高型心肌梗死病人主张强化抗血小板治疗，即阿司匹林和氯吡格雷双联用药。对于阿司匹林禁忌者可长期服用氯吡格雷。此外，目前新版指南已将替格瑞洛作为ⅠA类推荐，但在我国还需结合临床实际、个体差异等实施具体抗栓策略。②抗凝治疗。常用普通肝素或低分子肝素，临床常用制剂包括达肝素、依诺肝素和那屈肝素等。

4）抗心肌缺血：硝酸酯类药物为首选抗心肌缺血的血管扩张剂。急性心肌梗死早期通常给予硝酸甘油静脉滴注24~48小时，如果静脉滴注过程中出现明显心率加快或收缩压≤90mmHg，应减慢滴注速度或暂停使用。如果硝酸酯类药物效果不佳时，若无禁忌证，应早期使用β受体拮抗剂，但剂量应个体化。常用的口服β受体拮抗剂为美托洛尔、阿替洛尔等。

5）其他治疗：若发现心律失常必须及时消除。如为室性期前收缩或室性心动过速，立即用利多卡因50~100mg静脉注射，必要时可重复使用；如发生心室颤动，尽快采用电除颤或同步电复律等。若发生休克，应在血流动力学监测下，进行补充血容量、升压、血管扩张剂、纠正酸中毒等抗休克处理。若发生心力衰竭，应及时进行以利尿为主的抗心衰处理。

# 第四节 冠心病的预防

冠心病是目前严重威胁人类健康及生命安全的主要疾病之一。美国心脏病学会（American College of Cardiology，ACC）和美国心脏协会（American Heart Association，AHA）早在 2006 年对冠状动脉及其他动脉粥样硬化性血管疾病的二级预防指南更新之后，2011 年又以循证为依据对上述指南进行了更新。卫生部在 2008 年也提出"健康中国 2020 战略"，健全预防心血管危险的"框架"，以期为冠心病病人提供个体化和更加积极的预防策略。冠心病的预防主要包括一级预防、二级预防及康复等。一级预防是指疾病尚未发生或处于亚临床阶段时采取预防措施，对冠心病已有危险因素如高血压、糖尿病、血脂异常、吸烟等进行干预，以减低冠心病的发病风险，预防冠心病事件的发生。二级预防及康复主要是对冠心病多重危险因素进行综合控制，在充分改善生活方式的基础上，加强规范药物治疗，防止病变发展，有效降低冠心病患病率和死亡率。具体的预防措施包括主要危险因素的干预和生活方式的干预。

## （一）如何进行危险因素的干预？

1. **控制血压**　35 岁以上成年人至少每年测量 1 次血压，凡是从未测量过血压的成年人，都要及时测量；发现高血压要积极治疗并长期控制。血压控制目标 < 130/80mmHg。对于 1、2 级高血压病人首先进行生活方式的干预，如控制体重、适度运动、限制食盐摄入等，1~3 个月后若血压未得到控制，则开始药物治疗；3 级高血压病人应立即进行药物治疗；对于有 3 个以上危险因素，或合并代谢综合征的病人，在积极改变生活方式的同时，应立即开始药物治疗。

2. **调整血脂**　他汀类药物是目前调脂治疗的首选药物。临床建议起始宜应用中等强度他汀类药物，根据病人降胆固醇效果和耐受情况，适当调整剂量，若胆固醇水平不达标，与其他调脂药物联合使用，可获得安全有效的调脂效果。

3. **控制血糖**　与非糖尿病人群相比，糖尿病病人发生心血管疾病的风险增加 2~4 倍。糖尿病前期病人应通过饮食控制和运动干预降低糖尿病的发生风险，并定期随访，确保病人良好的生活方式能够长期坚持，定期监测血糖，同时密切关注其他心血管疾病危险因素，并给予适当的干预措施。

4. **抗血小板聚集**　阿司匹林是目前应用最广泛的抗血小板药物，多项临床试验已经证实长期应用阿司匹林可以显著降低死亡和再梗死的危险性。指南提出，若无禁忌证，冠心病病人均应长期服用阿司匹林（75~150mg/d）；因存在禁忌证或不能耐受而无法服用阿司匹林者，可采用氯吡格雷（75mg/d）替代治疗。行经皮冠状动脉介入治疗（PCI）的病人，应联合应用阿司匹林和氯吡格雷至少 12 个月；氯吡格雷不能耐受或有明确抵抗证据者，采用替格瑞洛或普拉格雷替代治疗。

ACEI 具有降低外周血管阻力，抑制心脏结构发生改变等多种作用，可显著降低冠心病的死亡率和再发心血管事件的风险。指南提出，绝大多数慢性冠心病病人均在长期使用 ACEI 治疗中获益，但获益程度与病人危险程度有关。建议若无禁忌证，冠心病病人应长期服用 ACEI；具有适应证但不能耐受 ACEI 治疗者可服用 ARB。

## （二）如何进行生活方式的干预？

### 1. 合理膳食

（1）**总的饮食原则**：控制总热量的摄入，使体重达到并维持在理想范围。控制脂肪与胆固醇的摄入量，脂肪摄入量应占总热量的 20%～25%，胆固醇摄入量应限制在 300mg/d。蛋白质的质和量应适宜，蛋白质占总热量的12% 左右，其中优质蛋白质占 40%～50%。限制含糖饮食，多吃蔬菜、豆类、豆制品，戒烟限酒。避免吃得过饱、过多，以免诱发冠心病。

（2）**低盐少脂**：怎样做到少吃盐呢？可选择适宜的烹调方法，如蒸、煮、拌、炖、涮、熬等，这样可以调节用盐量。烹调时可选用盐以外的其他调味品，比如，菜肴可以酸味为主，能降血脂，对冠心病病人非常有益；也可在做菜时用酱油或豆瓣酱调味，1ml 酱油或 1g 豆瓣酱所含的盐分要低于1g 盐；也可利用番茄、洋葱等味道浓烈的食物和味道清淡的食物一起烹煮，以提高菜的口味。

怎样做到低脂饮食呢？完全不吃脂肪、胆固醇对人体健康是不利的，因此，冠心病病人应适量增加不饱和脂肪酸的摄入，减少饱和脂肪酸的摄入。饱和脂肪酸主要存在于动物脂肪中，如动物内脏、肥猪肉、骨髓、鱿鱼、黄鳝、蛋黄、奶油、蟹黄、牡蛎和蚌肉等，均含有较高的饱和脂肪酸，应注意减少摄入。植物油、鱼类的脂肪以不饱和脂肪酸为主，可适当多吃一些。另外，各种瘦猪肉、瘦牛肉、瘦羊肉、鸭肉、豆制品等含胆固醇较低，一般不予限制。

### 2. 戒烟
吸烟可促进动脉粥样硬化斑块的发生和发展，明显增加冠心病心肌梗死的危险。研究发现，吸烟会降低口服药物的疗效，使药物的浓度降低。而且，吸烟还会和其他危险因素相互作用，其危害会呈现倍增的关系。如何做到戒烟呢？可以通过很多方式来帮助戒烟。例如，可以培养更多的兴趣爱好，如养花、体育锻炼、练习毛笔字等，通过参加丰富多彩的业余活动减少对烟草的依赖。再如，想吸烟时，立即做深呼吸，深吸一口气，数10 个数，然后呼气，连做 5 次；或闭上眼，全身放松，默想一个景象或一个数字，坚持 20 分钟。如果上述方法均效果不佳，也可尝试去专业的戒烟门诊，获得医生的专业帮助。

冠心病预防的ABC方案指南提出戒烟的5A策略。①Ask：对每一个来访的病人询问是否有吸烟；②Advice：建议每一个吸烟的病人戒烟；③Assess：评估每一个吸烟病人是否有戒烟的意思；④Assist：为就诊的病人提供戒烟相关的咨询或开展戒烟的处方；⑤Arrange：为接受戒烟的病人安排戒烟后第1周的随访。

**3. 适当体力活动** 需要由心血管内科医师、心脏康复师等综合考虑病人的实际情况，包括年龄、心肺功能、病情发展、运动习惯及心理、社会、经济等因素制订安全可行的系统化、个体化运动处方。

（1）**运动方式：**以有氧运动为主，如步行、慢跑、游泳、太极拳、健身操等，配合适宜强度的柔韧运动与阻抗运动。文献报道，可先进行5~10分钟低水平有氧运动，然后进行30~90分钟的有氧运动、柔韧性训练和阻抗运动相配合的运动锻炼，最后进行5~10分钟的放松运动。

（2）**运动强度：**强度以达到运动适宜心率为目标（运动适宜心率=170或180-年龄），如一个60岁的老年人，运动中的心率应保持在110~120次/min。

（3）**运动频率与持续时间：**运动频次建议每周至少进行3~5次，每次持续30分钟。如持续运动30分钟有困难，可间歇分次完成，每次运动10~15分钟，一天内累计达30分钟亦可。

（4）**运动时的监测：**通常以引起任何不适为度，心率增加10~20次/min为正常反应；如心率增加<10次/min，可加大运动量；如心率增加超过20次/min，收缩压降低超过15mmHg，出现心律失常或心电图ST段下降超过0.1mV或上升0.2mV，则应退回到前一个运动水平。如出现胸痛、心悸、气喘、头晕、恶心、呕吐等情况时，应减缓运动进程或停止运动。

视频：冠心病的防治——适当运动

**4. 自我心理调适** 要保持乐观、平和的心情，避免情绪过于激动，是有效预防冠心病的重要措施。学会正确评估自身的能力与条件，不对自己过分苛求，也不对他人过高期望，坦然对待压力与挫折。正确对待自己的病情，积极配合医生的治疗方案，按时服药并配合饮食与运动等治疗。多与家属沟通，积极创造良好的休养环境与和睦的家庭氛围，以减轻患病的心理压

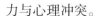

力与心理冲突。

　　5. **做好病情记录与监测**　记录与监测的内容包括自我感觉，如情绪、饮食、睡眠、大小便等是否正常，有无胸痛、憋气、心悸等情况；每天的体力活动情况，包括运动方式、运动时间与频率、运动强度、运动时有无不适等；治疗及检查情况，包括用药的种类、剂量、效果，心电图、化验检查、超声心动图检查等。

（胡静超　章雅青）

# 第二章
## 慢性便秘的健康管理

【学习目标】

**识记：**

　　1. 正确陈述慢性便秘的诊断。

　　2. 列举导致慢性便秘的常用药物。

　　3. 列举便秘对人体的危害。

**理解：**

　　1. 用自己的语言解释正常排便的生理过程。

　　2. 归纳慢性便秘的相关因素。

　　3. 举例说明治疗便秘的常用药物。

**运用：**

　　1. 分别设计一份针对儿童及成人的慢性便秘病人健康指导手册。

　　2. 结合自己或身边人的实际情况，制订一份慢性便秘饮食和运动管理方案。

### 案例

视频：慢性便秘的识别

**问题与思考：**

　　1．视频中的这些人是否存在慢性便秘？

　　2．慢性便秘可能与哪些因素有关？

　　3．慢性便秘病人应该采取怎样的健康管理方式？

　　食物通过口腔进入人体，经过胃、小肠和大肠的消化吸收，最终排出体外的过程，对人类来说是再正常不过的事情。然而，有相当一部分人，在这个过程中存在障碍，无法顺畅排便，并长年累月受其困扰，在生理和精神上受到双重折磨。虽然病人通过各自不同的方式，能够疏导通便，但仍有很大一部分人，并不能缓解便秘的症状，对排便难以启齿，甚至有人谈"便"失色。

　　慢性便秘虽然不直接危及生命，但严重影响人们的生活质量，并且长期严重的便秘会增加高血压和心脑血管疾病等严重并发症的发生率和死亡率，增加大肠癌和乳腺癌的发病风险。部分病人为缓解症状，未经医嘱，选择了不恰当的药物和方式，对身体造成了损伤。所以，在慢性便秘的防治过程中，病人需要了解便秘的基础知识，加强医患沟通，不能仅以排便作为最终目标，还要选择对身体不造成伤害的方式，科学地预防和管理慢性便秘。

# 第一节　慢性便秘的识别

## （一）什么是慢性便秘？

　　随着现代工作节奏的加快、生活压力的增大、社会的老龄化、饮食结构的改变等，便秘日益常见，除影响病人的生活质量外，还严重影响病人的心理健康。便秘是一种常见的胃肠病，是多种疾病的一个症状，指排便次数减少，一般每周少于3次，往往伴有排便困难和/或粪便干结。婴儿和幼儿的便秘是排便次数减少和/或排便疼痛，存在克制排便的行为。年长的便秘儿童可伴随大便失禁，即直肠内有大量粪便嵌塞时，每日可出现数次不自主漏便。

　　便秘病程大于6个月的，称为慢性便秘。通常所说的慢性便秘是以功能性疾病为主。功能性胃肠病诊断和分类的国际标准——罗马标准，在2016年根据近10年来相关领域的基础研究和临床研究进展，进行了修订，形成了功能性胃肠病罗马Ⅳ的诊断标准。其中，功能性便秘是指无器质性疾病、

19

系统性疾病、代谢性疾病、明确的形态结构异常证据和明确的药物因素导致的慢性便秘。

虽然慢性便秘不等同于功能性便秘，但研究显示，慢性便秘大多属于功能性便秘。因为慢性便秘的病因非常复杂，治疗方式和健康管理的方式也不同，因此本章节中主要讲解的是功能性便秘的相关内容。

## （二）便秘是如何发生的？

便秘发生的基础是粪便的形成过程和 / 或排出过程出现异常。

当食物进入口腔，经过食管、胃，进入小肠。在小肠内，大部分的营养物质被消化吸收，然后剩下的食物残渣被送往大肠。大肠起始于盲肠，后面依次为升结肠、降结肠、乙状结肠、直肠和肛管（图 2-1）。粪便就是食物的残渣。刚刚由小肠进入大肠的残渣还含有很多水分，但是，当残渣运送到乙状结肠时，基本就形成了固态的粪团了。当粪团对直肠产生机械性刺激引起便意，通过肠道神经和脑神经的互动通力协作，使直肠平滑肌产生推动性收缩，同时腹肌与膈肌收缩使腹内压升高，肛门内、外括约肌松弛，将粪便排出体外。

视频：消化道正常的解剖生理

上述任何一个环节出现异常，均可能影响排便，进而导致便秘。

## （三）慢性便秘的影响因素和发病机制是什么？

视频：慢性便秘的影响因素

1. **性别** 绝大多数研究表明，女性慢性便秘的患病率高于男性。原因可能为以下几个方面：①生理机制方面，女性的激素在月经周期的不同时期对肠道功能的影响有所改变；②女性总的肠道传输时间比男性长；③女性在分娩或妇科手术时，可能损伤盆底肌及相应神经丛；④社会文化方面，女性更能意识到并愿意倾诉自己的症状。

**2. 年龄**　随着年龄增长，慢性便秘的患病率呈上升趋势。基于较大样本的数据显示，60 岁以后便秘的发生率明显上升，70 岁以后增长速度最快。

**3. 地域**　可能与基因和饮食习惯有关。

**4. 其他因素**　包括经济社会地位、文化水平、肥胖、精神心理因素、生活习惯的改变以及病人使用易引起便秘的药物等。

## （四）哪些人群容易发生便秘？

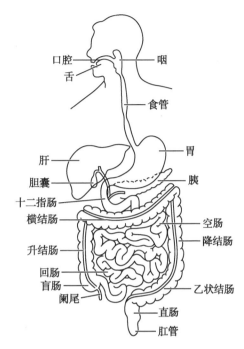

图 2-1　消化系统模式图

**1. 儿童**　儿童的功能性便秘通常开始于两个时期。第一个时期，通常是从母乳喂养向配方奶粉过渡时，或开始添加固体食物时。第二个时期，为学习排便的时期。最常见的诱因是排便疼痛。即使只有一次痛苦的排便经历，患儿也会在潜意识里避免再次排便。他们会自觉地收缩肛门括约肌和盆底肌，这使得粪便积聚，水分减少，排便更加困难痛苦，形成一个恶性循环，这种行为被称为排便克制。功能性便秘的患儿常表现出踮脚站立、手扶家具、并紧双腿以及躲藏在角落中。

**2. 女性**　与其生理因素和特殊的局部解剖结构有关。育龄期妇女在月经周期的不同时期，激素对肠道功能的影响有所改变。孕妇在妊娠后期，增大的子宫压迫肠管和盆腔血管，使肠蠕动减弱，容易引起和加重便秘。另外，妊娠和分娩对盆腔支持组织的损伤，妊娠期精神心理因素的影响等，均易造成女性发生便秘。

**3. 老年人**　老年人各种生理功能和重要器官功能减退，基础代谢率降低，所需能量减少，所以进食减少，粪便量相应减少；胃肠功能减弱，肠内容物在肠道内停留时间长，水分吸收过多，使粪便干硬；参与排便的腹部肌肉、盆底肌肉、肛门括约肌收缩无力，导致粪便排出困难。此外，很多老年人患有需要长期服药的慢性疾病，如降血压药、利尿药等都可以引起便秘。

4. **卧床病人**　长期卧床的病人，多由于缺乏运动、机械性肠蠕动减慢和进食减少导致慢性便秘。

5. **慢性病病人**　如糖尿病病人由于高血糖而使体内缺水，肠道内水分减少，引起大便干结，导致便秘；高血压病人，如果服用利尿剂，使体内水分不足，大便干硬，容易引起便秘。

## （五）容易引起便秘的药物有哪些？

能引起便秘的常见药物包括：①解痉药：如阿托品等；②制酸药：碳酸钙、三钾二枸橼酸络合铋、氢氧化铝凝胶等；③镇痛剂：吗啡、哌替啶等；④镇咳药：可待因等；⑤降压药：可乐定、钙拮抗剂等；⑥抗肿瘤药：秋水仙碱、长春新碱等；⑦抗结核药：异烟肼等；⑧造影剂：硫酸钡等；⑨利尿剂：螺内酯等；⑩补铁剂：碳酸钙等；⑪非甾体抗炎药：阿司匹林等。

药物导致便秘的作用机制可归纳为：

1. 抑制肠道平滑肌蠕动，延长了粪便在结肠中的通过时间。

2. 抑制肠黏液分泌，使粪便在肠道内运行时润滑度下降。

3. 抑制肠神经及脊髓排便反射中枢，使粪便在结肠内停留时间过久。

4. 有些肠道内不能吸收的物质与药物产生反应，形成不溶性固体，在肠腔内形成坚硬的粪便。

## （六）不同人群慢性便秘的诊断要点有哪些？

慢性便秘的诊断需要参照功能性胃肠病罗马Ⅳ的诊断标准，并结合全面详细的病史、体格检查和其他诊断手段。以下介绍不同人群功能性便秘的诊断标准。

1. **成人**　在对便秘病人进行评估时，应停用补充纤维素制剂和影响排便的药物，病人的排便次数应为自发排便次数。罗马Ⅳ诊断标准中对成人功能性便秘的诊断标准为：

（1）症状必须包括以下2项或2项以上：①至少25%的排便感到费力；②至少25%的排便为干球粪或硬粪；③至少25%的排便有不尽感；④至少25%的排便有肛门直肠梗阻感和/或堵塞感；⑤至少25%的排便需手法辅助（如用手指帮助排便、盆底支持）；⑥排便次数每周少于3次。

（2）不使用泻药时很少出现稀便。

（3）不符合肠易激综合征的诊断标准。慢性便秘诊断之前症状出现至少6个月，且近3个月症状符合以上标准。

罗马Ⅳ专家建议对功能性便秘的诊断需要循序渐进地进行5个步骤：①临床病史（包括便秘的主要症状、有无报警征象）；②体格检查；③尽量少的实验室检查；④结肠镜或其他检查（有条件时，在特定病例中进行）；⑤选择评估便秘病理生理学的特殊检查，如肛门直肠压力测定、球囊逼出试验等。

2. **婴幼儿（年龄＜4岁）** 1个月内至少出现以下2项：①每周排便≤2次；②有粪便潴留史；③有排便疼痛和排干硬粪便史；④排粗大粪便史；⑤直肠内存有大量粪便团块。对于已经学会如厕排便的儿童，可采用以下额外标准：①在学会如厕排便后，每周至少出现1次大便失禁；②有排粗大粪便史，甚至可造成厕所堵塞。需要注意的是，通过戴尿布来识别婴幼儿是否存在大便失禁是不可靠的。

3. **儿童和青少年（4岁及以上的儿童）** 必须符合以下2项或多项条件，且症状出现至少每周1次，时间持续1个月以上，不符合肠易激惹综合征的诊断标准：①每周排便≤2次；②每周至少出现1次大便失禁；③有粪潴留姿势（保持强迫体位）或过度克制排便的行为；④有排便疼痛、排便费力或排干硬粪便史；⑤直肠内存在大量粪便团块；⑥粗大粪块曾堵塞厕所；⑦经医生适度评估，症状不能完全用其他疾病来解释。

# 第二节　慢性便秘的发展

## （一）便秘严重程度的判断？

《中国慢性便秘诊治指南（2013，武汉）》根据便秘和相关症状的轻重及其对生活的影响，将慢性便秘分为轻、中、重度。轻度便秘病人症状较轻，不影响日常生活，通过整体调整、短时间用药即可恢复正常排便。重度则便秘症状重且持续，严重影响工作、生活，需用药物治疗，不能停药或对药物治疗无效。中度则介于轻度和重度之间。

## （二）便秘的肠道并发症有哪些？

1. **粪便嵌塞** 长时间不排便，使得粪便滞留堆积在直肠里，粪便的水分被肠黏膜吸收，导致其坚硬不能排出。病人往往感到腹胀、腹痛，坐立不安，无法入睡。粪便嵌塞最常见的部位是在直肠，占90%以上。

2. **粪瘤与粪石** 粪便长期滞留在结肠当中，形成坚硬的粪瘤，钙化后就称为粪石。情况严重的，需要手术取出。

3. **粪性溃疡** 粪块在肠道中的嵌顿，无法排出，使得肠道内的压力升高，粪石等又非常坚硬，刺激损伤了肠道黏膜，容易使肠道黏膜缺血形成溃疡。严重时会导致肠穿孔和粪性腹膜炎。

**4. 大便失禁**　往往发生在年老体弱、卧床或儿童病人中。由于粪便的嵌顿，刺激直肠黏膜，分泌较多黏液，嵌顿部位上面的粪便不能继续顺利通过，被肠道内的微生物液化，形成了粪水。黏液和粪水从粪块与肠壁缝隙经肛门流出，病人往往有肛门下坠感和堵塞感，形成"溢出性腹泻"的现象。

**5. 直肠脱垂**　慢性便秘的病人，由于长期排便时用力过猛造成直肠脱垂。

## （三）便秘对人体的危害有哪些？

**1. 导致和加重肛门直肠疾病**　粪便长期在结直肠内存留，排出困难，干燥的粪便压迫直肠、肛管部血管，以及长时间用力排便，腹部压力升高，使得肛门直肠静脉回流受阻，干燥的粪块直接损伤直肠、肛管，可导致和加重直肠炎、痔疮、肛裂等，并导致和加重结直肠形态结构的改变，如结肠冗长、直肠脱垂等，这些异常形态结构又进一步导致便秘的加重。

**2. 诱发心脑血管疾病**　高血压或有脑血管畸形的病人，发生便秘时，会憋气，用力排便，使得腹部压力升高，导致血压骤升，引发脑出血；肝病病人，肝脏解毒能力下降，便秘导致有毒物质在体内积聚，诱发肝性脑病；对于心脏病病人来说，便秘引起腹压升高，继而血压升高，心率增快，导致心肌耗氧量增加，心肌发生严重而持久的急性缺血，引发心绞痛或心肌梗死。

**3. 影响大脑功能**　正常情况下，肠道内的细菌会将尚未被消化的蛋白质分解成氨、甲烷等有毒物质，这些有毒物质可通过排便排出体外。然而便秘病人长时间不排便，这些过量的有害物质被吸收，扩散至大脑，损害中枢神经系统，表现出记忆力下降、注意力分散、思维迟钝等。

**4. 消化功能紊乱**　粪便在肠道内长时间停留，引起胃肠功能紊乱而导致腹胀、嗳气、食欲缺乏等。

**5. 与结肠癌的关系**　研究表明，慢性便秘是大肠癌的危险因素之一。

## （四）便秘病人需要尽早就医的"警报征象"有哪些？

便秘病人出现呕吐、便血或粪便颜色异常、发热、贫血、乏力、消瘦和明显腹痛、腹部包块等症状及体征，特别是病人有结直肠腺瘤史或结直肠肿瘤家族史等情况时，需要立刻就医。由医生来判断病人是否需行进一步检查。切忌对病情进行自我判断，看到粪便带血，想当然地认为是"痔疮出血"而忽视，耽误疾病的诊治。

# 第三节　慢性便秘的防治

## （一）治疗的目标和总体原则是什么？

1. **目标**　缓解症状，消除病因，恢复正常肠动力和排便生理功能。

2. **总体原则**　个体化的综合治疗，包括推荐合理的饮食结构、调整病人的精神心理状态、建立规律的排便习惯、优化药物治疗。对有明确病因的器质性便秘病人，应针对病因治疗。

## （二）慢性便秘的分级诊治是什么？

《中国慢性便秘诊治指南（2013，武汉）》推荐根据病人症状轻重进行分级诊断和分层治疗，具体如下：

1. **一级诊治**　适用于轻、中度慢性便秘者。首先详细了解病史，进行体格检查和实验室检查，行肛门直肠指诊，粪便常规检查（包括隐血试验）。若年龄＞40岁、有警报征象、对疾病过度担心者，可做辅助检查明确是否有器质性疾病，若无器质性疾病，可采取饮食调整、认知指导和经验性治疗。

2. **二级诊治**　适用于经验性治疗无效的病人，酌情进一步辅助检查（结肠传输试验和/或肛门直肠测压），确定便秘类型后，选择治疗方案。混合型便秘病人，可选择生物反馈治疗，并加强心理认知治疗，无效时加用泻药。

3. **三级诊治**　主要对象为第二级治疗无效的病人。要对病人重新评估，注意病人是否已改变不合理的生活方式、排便习惯和有无特殊原因引起的便秘（如与便秘密切相关的结肠、肛门直肠形态异常），病人的依从性和有无精神心理障碍，治疗是否规范等。此类病人通常是经过多种治疗而疗效不满意的难治性便秘病人，需要进一步安排结肠和肛门直肠形态学、功能学检查，必要时多学科包括心理科的会诊，以确定合理的治疗方案。

## （三）治疗便秘的常用药物有哪些？

选择药物时，需要结合便秘的病理生理机制、病情严重程度和药效学机制，并充分考虑病人的个体化因素。治疗便秘的常用药物见表2-1。

表 2-1　治疗便秘的常用药物

| | 药物分类 | 代表药物 | 作用机制 |
|---|---|---|---|
| 泻药 | 纤维素补充和容积性泻剂 | 聚卡波菲钙、麦麸等 | 通过滞留粪便中的水分，增加粪便含水量和粪便体积，起到通便作用 |
| | 渗透性泻剂 | 乳果糖、硫酸镁等 | 在肠道内形成高渗状态、吸收水分，增加粪便体积，促进肠蠕动，从而促进排便 |
| | 刺激性泻剂 | 大黄、番泻叶、芦荟、酚酞等 | 作用于肠神经系统，增强肠蠕动和黏液分泌，促进排便。长期使用，可造成电解质紊乱和肠道平滑肌萎缩，使肠道蠕动功能更差，并可能造成肠神经损害 |
| | 润滑性泻剂 | 液状石蜡、甘油等 | 通过软化粪便和润滑肠壁，使粪便容易排出 |
| 肠道促动力药 | | 普卢卡必利等 | 作用于肠神经末梢，促进肠道平滑肌运动，增加肠动力 |
| 微生态制剂 | | 双歧三联活菌、地衣芽孢杆菌活菌等 | 补充大量生理性细菌，改善肠道微生态环境，调节肠道正常蠕动 |
| 促分泌剂 | | 鲁比前列酮 | 增加肠液分泌，软化粪便，从而促进排便 |

## （四）什么是慢性便秘的生物反馈治疗？

　　生物反馈治疗是通过测压和肌电设备，把一些不能或不易被人体感知的生理和病理活动转化为声音、图像等可被或易被感知的信息，使病人直观地感知其排便的盆底肌肉的功能状态，体会在排便时如何放松盆底肌，同时增加腹内压实现排便的疗法。与药物治疗相比，生物反馈治疗有成本低、无创伤性和无药物不良反应等优点。近年来的临床研究资料显示，生物反馈对慢性便秘的疗效差异较大。所以还需要更加科学严谨的试验设计，获得更为准确可靠的结果，使生物反馈治疗更好地用于临床实践，解决病人的需要。

## （五）慢性便秘病人为何要进行精神心理治疗？

　　负面情绪是导致便秘的重要原因之一。长期有精神抑郁、恐惧、焦虑、烦躁不安的负面情绪，会通过神经系统引起胃肠动力性疾病和功能紊乱。所以对便秘症状顽固，明显影响生活和工作的病人，要兼顾胃肠道症状和精神心理状态，有针对性地使用抗抑郁、抗焦虑药物治疗。对精神心理问题严重，一时不能接受抗焦虑、抗抑郁药物治疗的或者虽然经过 4～6 周的治疗，效果仍然不满意的病人，应安排精神、心理专科医生咨询和会诊。

## （六）慢性便秘的手术治疗

真正需要外科手术治疗的病人属于极少数。只有症状严重影响生活和工作，并且经过一段时间严格的非手术治疗后效果不佳的病人，可考虑手术治疗。虽然手术治疗对便秘病人的症状有一定的改善，但小肠梗阻、腹泻、大便失禁等并发症也较为常见，且有一定的便秘复发率，所以必须严格掌握手术指征，以解除病人的症状为目的，而不是为了纠正某种解剖上的异常。

## （七）便秘治疗有哪些常见的误区？

1. **认知误区** ①不重视饮食、运动、生活习惯的改变对便秘治疗的重要意义；②只针对便秘进行症状治疗，不弄清病因就服用泻药，往往贻误病情；③不注重早期诊断、早期治疗，不到严重影响工作和生活时，不找专业的医生进行诊断和治疗；④不重视心理因素在便秘发生发展中的作用，不积极进行心理治疗。

2. **用药误区** 很多便秘病人不了解不同泻药的性能和适应证，擅自使用泻药，造成对泻药的依赖，长此以往产生耐药性，甚至导致结肠黑变病。

3. **肠道变黑误区** 便秘不会导致肠道变黑。生活中大家听到的肠道变黑是结肠黑变病，与病人长期、盲目地服用泻药等因素有关。正常肠黏膜是粉红色，而长期口服含蒽醌类泻药（如大黄、番泻叶、麦冬、决明子、何首乌等），使得肠壁有浅棕色、棕褐色或黑色的色素沉着。结肠黑变病会增加结肠腺瘤和结肠癌的风险。

# 第四节 慢性便秘的护理

## （一）成人慢性便秘的预防和管理

1. **认知指导** 慢性便秘病人，在排除器质性病变和"警报征象"后，首选的措施是对病人进行认知上的指导。有些病人认为每天必须排便1次才算正常。为此，他们长期服用泻药，对健康造成影响，甚至导致恶性循环，加重了便秘的症状。实际上每天排便3次到3天1次的排便频率，只要粪便成形、半成形或稍干，排便顺畅，无明显不适，都属于正常排便。而药物治疗是在系统的行为、饮食等治疗无效后才开始进行。即便采用药物治疗，也只能是短期和少量的，长期效果依然取决于健康的饮食和行为。所以，告知病人正常排便的生理知识，使他们正确认识慢性便秘，能够改善其焦虑情绪，减少滥用泻药的行为，从而帮助病人改善便秘的症状，提高生活质量。

**2. 培养良好的排便习惯**　首先，建议病人不要抑制便意。因为正常排便反射大约持续 15 分钟，之后神经反射会减弱，并保持数小时的静息状态。经常抑制便意，排便反射会逐渐减弱，同时粪便积聚，水分减少，硬度增加，加重便秘的症状。其次，病人需要建立规律的排便时间。每天固定在某个时间排便，利用生理规律使病人建立排便条件反射。结肠活动在早晨醒来及餐后最为活跃，此时胃肠的反射最强，因此最理想的排便时间是早餐后。建议便秘病人在晨起或餐后 2 小时内尝试排便，每次时间不超过 5 分钟。再次，采取适宜的排便姿势如坐位或蹲位。坐位时，可以在脚下放个小凳子，使膝盖高于臀部，以增加腹部的压力，促进排便。床上使用便盆时，除了病情不允许的情况，一般最好采用坐姿或抬高床头，利用重力作用增加腹内压，利于排便。也可以采取左侧卧位，屈曲膝盖向腹部压迫，可以使直肠变直，利于粪便进入肛管，增加腹压，使盆底肌更好地参与到排便过程中来。手术病人，为适应手术后不能下床排便，在手术前就要有计划地训练在床上使用便器。另外，排便的环境应该注意保护隐私，以适应不同病人的需求。最后，避免排便时做其他事情，如看杂志、玩电子产品等。因为做其他事时，大脑神经会抑制排便，长期如此会导致便秘。

**3. 合理安排膳食**　功能性便秘病人应增加膳食纤维和水的摄入，以促进肠蠕动。富含膳食纤维的食物有新鲜的蔬菜、水果和粗粮等，每日摄入量在 20～35g。应保证每日主食量，以米饭、粗粮和面食类为主食，避免以鸡肉、猪肉等动物性食物作为主食。多食润肠通便的食物，如蜂蜜、芝麻、核桃、酸牛奶等，这些食物可使粪便软化利于排泄。清晨起床后喝杯温水还能刺激胃肠蠕动，润湿肠道，软化大便，促进大便排泄，防治便秘。膳食纤维要逐渐添加，过快过多会导致腹胀。并且，随着膳食纤维的添加，饮水量也要同时增加，保证每日饮水量在 2L 以上。对伴有终末期严重疾病的病人，膳食纤维摄入不宜过多，因为这类病人大多饮水量较少，仅摄入膳食纤维会加重腹胀的症状，不利于粪便的排出。

**4. 运动**　适当增加运动量，能增加腹肌和盆底肌的力量，增加腹内压力，促进肠道蠕动。可采用快走、慢跑等有氧运动的方法。卧床病人可以采用床上锻炼法，如下肢屈伸、侧展、平卧抬腿及抬高臀部、胸腹深呼吸或收腹运动等。

**5. 腹部按摩**　慢性便秘者可以在每天早晚和排便时做腹部环形按摩，取仰卧位，屈曲下肢，用掌摩法做顺时针方向摩腹。操作时，依次按摩脐中、右腹、上腹、左腹以及下腹部，周而复始，循序按摩腹部 15 分钟，每日 1 次，疗程 3 个月。腹部按摩的禁忌证包括：伴有或怀疑存在肠梗阻，腹部巨大包块，正在接受腹部放射治疗或最近 6 周内接受过腹部放射治疗，近期的腹部手术等。

6. **传统中医的方法** 传统中医对便秘的分型种类繁多，对于不同类型的便秘，中医也采用不同的治疗方法。因此，病人不能盲目服用通便药物和药茶。药物、药茶服用不当，不仅伤阳也会伤阴，甚至还可能引起结肠黑变病。除中药治疗外，传统中医还有针灸治疗和中药灌肠治疗。这些治疗方法均需在中医师指导下使用。

## （二）儿童慢性便秘的预防和管理

1. **加强患儿父母或其照顾者的健康教育** 对待儿童慢性便秘，首先需要加强患儿父母或其照顾者的健康教育。内容包括病因、患病率、症状和不配合治疗的后果等。让家长及其照顾者认识到功能性便秘是小儿最常见的功能性胃肠病。而引起儿童或幼儿便秘的最常见的诱因是排便疼痛，使粪便松软并保证排便过程的无痛是治疗的关键所在。对于便秘的长期疗效需要通过合理的饮食和行为调整获得。儿童功能性便秘大多数随年龄的增加能够缓解（一般到青春期），仅有少部分会持续到成年期。

2. **饮食和饮水** 婴儿饮水不足，或者因呕吐、腹泻造成的液体丢失均可以导致便秘。应鼓励儿童每日饮水 6 ~ 8 次，在天气炎热和活动量较大的情况下，饮水量还应该增加。如果儿童不愿意饮水，可以给予冷饮和果汁等。目前对于膳食纤维与儿童便秘的相关性仍在争论中，尚没有达成统一意见。有些共识意见推荐的膳食纤维摄入计算公式为：每日膳食纤维摄入量（g）= 儿童年龄（岁）+5。膳食纤维的增加应遵循逐渐加量的原则。

3. **药物和行为治疗** 对新生儿和婴幼儿（年龄＜ 4 岁）来说，软化大便和确保无痛性排便是重要的环节。软化大便的维持治疗需要持续数月至数年。常用的非刺激性轻泻剂，如聚乙二醇、乳果糖或镁乳可以缓慢软化粪便团块直至数天至数周后患儿主动排便。对这个年龄段的儿童来说，强制性的排便训练效果很可能会适得其反。对于 4 岁及以上的儿童和青少年，教育和药物治疗同等重要。包括指导家长和患儿正确认识克制排便行为的后果和使用行为疗法进行干预，如让患儿养成规律的如厕习惯，即使每次如厕没有大便排出；或者进餐后 5 ~ 10 分钟，立即让其开始排便，有效利用胃结肠反射的力量。让患儿学习吹气球帮助他们增加腹压，协助更好地排便。对成功排便的患儿给予奖励，也能起到很好的促进排便的作用。药物治疗包括 2 个步骤：对粪便嵌塞患儿进行直肠或口服给药以达到通便目的，并使用各种药物进行维持治疗，以防止粪便再次嵌塞。

## （三）Bristol 粪便性状量表的分类描述

医学上最常用 Bristol 粪便性状量表对人便的性状进行分类。该量表是英国布里斯托大学（University of Bristol）的希顿（Heaton）和路易斯（Lewis）提出的。

Bristol 粪便性状量表将大便的性状分为 7 种类型，如图 2-2 所示。病人可以用图中所示的 1 ~ 7 型，准确地向医生描述自己的大便性状，便于医护人员进行判断。通常认为图中 1 型、2 型和 6 型、7 型是不正常的大便，1 型、2 型表示有便秘，6 型、7 型表示有腹泻。

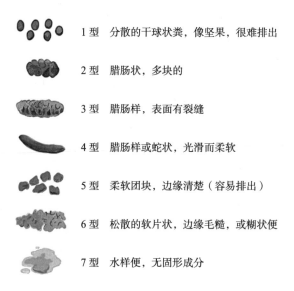

1 型　分散的干球状粪，像坚果，很难排出

2 型　腊肠状，多块的

3 型　腊肠样，表面有裂缝

4 型　腊肠样或蛇状，光滑而柔软

5 型　柔软团块，边缘清楚（容易排出）

6 型　松散的软片状，边缘毛糙，或糊状便

7 型　水样便，无固形成分

图 2-2　Bristol 粪便性状量表

## （四）简易通便剂的使用方法和注意事项

开塞露是治疗便秘的直肠用润滑剂，是常见的缓泻类非处方药，为溶液制剂，其主要成分为甘油（丙三醇），其他成分是抑菌剂和水。部分厂家的产品中另含有山梨醇。其正确使用方法是：

1. 最好取俯卧位，不能俯卧位时，可取左侧卧位，并适当抬高臀部。

2. 剪去开塞露顶端，略挤出少许，润滑开塞露前端进入肛门的部分。

3. 缓慢插入肛门至开塞露颈端，挤压开塞露球部，同时让病人深吸气。

4. 挤尽后，一手持纱布按摩肛门处，一手快速拔出开塞露，并保持原体位 10 分钟左右。

5. 对于立即有便意的病人，指导其继续深吸气进而减少腹压，并按摩肛门部，保留 5 ~ 10 分钟后再排便。

**视频：开塞露的使用方法**

甘油栓也是治疗便秘的缓泻类非处方药，为无色或几乎无色的透明或半透明栓剂。使用方法与开塞露差不多，最好取俯卧位，直接塞入肛门内，保留半小时后，再排便。

由于条件所限，手边无开塞露或甘油栓时，也可自制肥皂栓通便。用普通的肥皂，削成圆锥形，底部直径大约 1cm，长 3 ~ 4cm。使用时，可以戴手套或手垫纱布，将肥皂栓先泡在温水中少许时间，让其表层软化润滑，然后最好取俯卧位，轻轻插入肛门。可以在肛门处轻轻按压抵住，防止滑出，让其停留半小时再排便，效果较好。

特别注意的是，如果有肛门黏膜溃疡、肛裂以及肛门剧烈疼痛的病人，均不适合使用简易通便剂通便。

## （五）人工取便的方法和注意事项

戴上手套，在示指上涂一点润滑剂（液状石蜡、植物油等）后，慢慢插入病人的直肠内。碰到硬物时注意大小、硬度，然后机械地破碎粪块，一块一块地取出。操作时动作要轻，防止损伤到直肠黏膜。操作过程中，便秘者出现心悸、头晕时马上停止。患有心脏病、脊椎受损者在人工取便时容易刺激其迷走神经，会出现血压降低、心率减慢、恶心等症状，十分危险，必须特别留意。

（包　玲　章雅青）

# 第三章
## 肝硬化的健康管理

【学习目标】

识记:

1. 能正确描述肝硬化的病因。

2. 能正确陈述肝硬化的临床诊断。

3. 能正确阐述肝硬化的治疗原则。

4. 能正确阐述肝硬化的并发症。

理解:

1. 能用自己的语言正确理解肝硬化早期和失代偿期的临床表现。

2. 能举例说明有食管胃底静脉曲张破裂出血病史的肝硬化病人预防再出血的治疗方法。

3. 能结合实际判断肝硬化的药物治疗及其护理的正确性。

运用:

1. 能运用本章所学知识,阐明肝硬化病人自我监测方法。

2. 能运用本章所学知识,阐明肝性脑病常见诱因,肝硬化病人如何避免。

3. 能根据所给案例,结合临床实际制订一份肝硬化病人的饮食方案。

## 案例

视频:肝硬化的识别

**问题与思考：**

　　1．案例中的病人最可能的疾病是什么？

　　2．入院以后需要做什么检查和治疗？

　　3．该病的预后如何？

　　4．患病后，病人以及家人日常生活中要注意什么？

　　肝硬化是消化系统常见的慢性疾病之一，世界各国的年发病率在（25~400）/10万，病人以青壮年男性居多，35~50岁为发病高峰年龄，出现并发症时死亡率高。我国每年新增肝硬化病例数超过600万，主要累及20~50岁男性。

　　慢性病毒性肝炎是肝硬化最常见的病因。我国人群中乙型肝炎病毒（hepatitis B virus，HBV）的携带率高达7.18%，丙型肝炎病毒（hepatitis C virus，HCV）感染率也达到3.2%。此外，酒精性、药物性、自身免疫性、遗传代谢性等多种肝病的发病率都有逐年升高的趋势。肝硬化病人在代偿期一般没有明显的临床症状，肝功能检测也在正常范围。一旦发展到失代偿期，尤其是并发大量腹腔积液或上消化道出血时，病人的年死亡率高达20%~57%。据统计，我国每年有近100万人死于失代偿期肝硬化及其并发症。

# 第一节　肝硬化的识别

## （一）什么是肝硬化？

　　肝硬化是临床上常见的慢性病，是一种由不同病因长期作用于肝脏引起的慢性、进行性、弥漫性的肝病。是在肝细胞广泛坏死的基础上产生肝脏纤维组织弥漫性增生，并形成再生结节和假小叶，导致肝小叶正常结构和血液供应遭到破坏，肝脏逐渐变形、变硬而发展为肝硬化。

　　肝硬化临床上分为代偿期和失代偿期，代偿期又称隐匿期，由于肝脏代偿功能较强可以没有明显症状；当进入失代偿期，主要为肝功能减退和门静脉高压所致的全身多系统的表现，晚期常出现上消化道出血、肝性脑病、继发感染、脾功能亢进、腹腔积液、癌变等并发症。

## （二）肝硬化早期有哪些表现？

　　肝硬化起病隐匿，病程发展比较缓慢，可潜伏3~5年或更长。病变早期，大部分健康的肝脏组织尚能够应付日常代谢活动的需要，早期肝硬化病人往往缺乏特异性的临床表现，10%～20%代偿期肝硬化病人也可无症状，常在影像学、组织学检查时发现。常见的临床表现为：

1. 全身症状　主要有消瘦、乏力、易疲倦、体力下降。

2. 消化系统症状　食欲缺乏、腹胀或伴便秘、腹泻或肝区隐痛，劳累后明显。

3. 面部色素沉着　1/3 以上慢性肝炎或肝硬化的病人，其面部、眼眶周围皮肤较病前晦暗黝黑，这是由于肝功能减退，黑色素生成增多所致。

4. 性激素紊乱　肝脏对人体血液中性激素的平衡起着重要的作用，肝硬化早期雌激素增加，雄激素减少，男性可有性欲减退；女性可有月经减少或过早闭经。

5. 体检时，少数肝硬化早期病人可见肝掌和蜘蛛痣；肝脏轻度到中度肿大，质地较硬，一般无压痛，多见于酒精性肝硬化病人；脾脏可正常或轻度增大。

6. 肝功能检查多在正常范围或轻度异常。

## （三）如何识别早期肝硬化？

早期肝硬化临床表现不明显，症状缺乏特异性，容易被忽视。有数据统计，50% 肝硬化病人发现时都已经是晚期肝硬化或者肝癌，这也是肝硬化死亡率高的原因之一。可以帮助识别早期肝硬化的辅助检查项目如下。

1. **影像学检查**

（1）B 超：在早期肝硬化时，可发现肝大，肝回声显示增强、增粗。一旦发展到晚期，脾增厚，肝缩小，肝表面不光滑，凹凸不平，常伴有腹腔积液。

另外，肝脏瞬时弹性成像技术（FibroScan）可以测定肝弹性变化，从而反映肝硬度的变化，有助于肝硬化的诊断。

（2）CT、MRI：腹部 CT、MRI 也可用于肝纤维化严重程度分析。但其对早期肝纤维化的诊断不敏感，且 CT 和 MRI 诊断肝脏弥漫性实质性病变的价值远不如肝内局灶性占位性病变，故不推荐作为常规检查，而主要用于 B 型超声的补充。

2. **血液检查**　反映肝纤维化的血清标志物可以分为直接标志物和间接标志物。直接标志物用于评价和检测血清内细胞外基质（如透明质酸、Ⅲ 型前胶原肽或其代谢片段、Ⅳ 型胶原或其代谢片段、层黏蛋白）以及参与纤维化发生和溶解过程的酶和细胞因子，如基质金属蛋白酶（MMPs）和组织基质金属蛋白酶抑制剂（TIMPs）。非直接标志包括肝功能和肝脏炎症的标志，如血小板计数、凝血酶原时间、血清胆红素、转氨酶等。

这些指标单独来看都没有足够的鉴别力以替代肝组织活检，并受多种因素影响，不能作为确诊肝纤维化或肝硬化的指标。但是，联合不同的血清标志以及其他的无创方法，如瞬时弹性扫描的应用，有助于评估肝纤维化或肝硬化程度并可减少肝组织活检的需要。

3. **肝组织活检**　超声指引下或腹腔镜直视下的肝穿刺，取肝组织做病理检查，对肝硬化，尤其是早期肝硬化确定诊断和明确病因有重要价值。

由于肝组织活检存在一定风险，且单个肝组织标本不一定能全面反映肝脏整体纤维化程度。因此，在肝功能减退和门静脉高压证据不充分、肝硬化的影像学征象不明确时，可以通过肝组织活检来明确诊断。

总之，对于早期肝硬化要力争早发现、早诊断、早治疗。

## （四）肝硬化的病因有哪些？

1. **病毒性肝炎**　乙型、丙型和丁型肝炎病毒引起的肝炎均可进展为肝硬化，大多数病人经过慢性肝炎阶段，少数也可以从急性或亚急性肝炎直接演变为肝硬化。我国的肝硬化病人有一半以上是由 HBV 感染引起。慢性 HBV 感染每年进展为肝硬化的比例是 2%～10%。

2. **酒精**　在欧美国家，慢性酒精中毒为肝硬化最常见的原因（为 50%～90%），我国较为少见（约 15%），但近年来有升高趋势。

3. **营养障碍**　是仅次于上述两种病因的最为常见的肝硬化病因。长期食物中营养摄入不足或不均衡、慢性疾病导致消化吸收不良、肥胖、糖尿病或高甘油三酯血症等导致非酒精性脂肪肝炎，都可以进展为肝硬化。发展进程相对较慢，概率较低，为 1.5%～8.0%。

4. **胆汁淤积**　包括原发性胆汁性肝硬化和继发性胆汁性肝硬化。持续存在的肝内胆汁淤积或肝外胆管阻塞时，高浓度胆酸和胆红素的毒性作用可导致肝细胞变性、坏死、纤维化，进而发展为肝硬化。

5. **药物或化学毒物**　长期服用对肝脏有损害的药物如异烟肼、甲基多巴等，或长期反复接触化学毒物如砷、磷、四氯化碳等，均可引起药物性或中毒性肝炎，最后演变为肝硬化。

6. **循环障碍**　慢性充血性心力衰竭、慢性缩窄性心包炎和各种病因引起的肝静脉阻塞综合征、肝窦阻塞综合征（亦称肝小静脉闭塞病）引起肝内长期淤血、缺氧，导致肝细胞坏死、纤维化，演变为肝硬化。

7. **遗传和代谢性疾病**　由于遗传或代谢性疾病，导致某些物质或其代谢产物在肝脏沉积，造成肝脏损害，最终发展成肝硬化，又称代谢性肝硬化。在我国，以铜代谢障碍所致的肝豆状核变性（Wilson 病）最多见。

8. **免疫紊乱**　自身免疫性肝病最终可发展为肝硬化。

9. **寄生虫感染**　长期或反复感染血吸虫，虫卵在门静脉分支中堆积，造成嗜酸性粒细胞浸润、纤维组织增生，导致窦前区门静脉高压，在此基础上发展为血吸虫性肝硬化。华支睾吸虫寄生于肝脏，引起胆道梗阻与炎症，最终可以发展成肝硬化。

10. **隐源性肝硬化**　由于病史不详，未能查出病因的肝硬化，占 5%～10%。

# 第二节　肝硬化的发展

## （一）早期肝硬化进一步发展，会有什么临床表现？

肝硬化随着病程进展，会逐步从代偿期发展到失代偿期。主要为肝功能减退和门静脉高压所致的全身多系统的表现，具体如下：

视频：肝硬化失代偿期的临床表现

### 1. 肝功能减退的临床表现

**（1）消化道症状**

1）食欲缺乏：是最常见的症状，有时伴有恶心、呕吐。

2）腹泻：较普遍，尤其是油腻食物易引起腹泻，可能与肠壁水肿、吸收不良和肠道菌群紊乱有关。

3）腹胀：为常见症状，可能与低钾血症、胃肠胀气、腹腔积液和肝脾大有关。肝硬化病人常常因为腹腔积液和胃肠积气而感到腹胀难忍，晚期甚至会出现中毒性鼓肠。

4）腹痛：常常是肝区隐痛，与肝大累及包膜有关。有脾周围炎时，可有左上腹疼痛。也可由于伴发溃疡病及胆道、肠道或腹腔积液感染引起。

**（2）全身症状和体征**：病人呈慢性病容，一般情况差。

1）乏力：是肝硬化晚期症状之一，其程度常与肝病活动程度一致。

2）体重减轻：多数病人皮肤干枯粗糙，面色灰暗黝黑、营养状况较差、

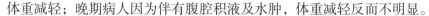

体重减轻；晚期病人因为伴有腹腔积液及水肿，体重减轻反而不明显。

3）出血倾向：肝硬化晚期因为凝血功能障碍可出现牙龈、鼻腔出血、皮肤黏膜紫斑或出血点，胃肠黏膜糜烂出血，呕血与黑粪，女性常有月经过多。

4）内分泌系统失调：肝硬化晚期，由于肝脏对雌激素的灭活作用减弱，造成雌激素分泌量增加、雄激素受到抑制，可表现为男性乳房发育、性功能减退，女性常有闭经及不孕。肝硬化病人的糖尿病发病率明显增加，表现为高血糖、糖耐量试验异常、高胰岛素血症和外周性胰岛素抵抗。进展性肝硬化伴严重肝细胞功能衰竭病人常发生低血糖。

**2. 门静脉高压的临床表现** 肝硬化时，门静脉阻力增加和门静脉血流量增加导致门静脉压力增高。门静脉正常压力为 $13 \sim 24cmH_2O$，门静脉高压时，压力可达 $30 \sim 50cmH_2O$，引起脾大、侧支循环的建立和开放、腹腔积液等三大临床表现。

**（1）脾大：** 门静脉高压时脾淤血肿胀（一般为轻、中度大，有时可以为巨脾），从而出现脾功能亢进，脾对血细胞破坏增加，导致外周血红细胞、白细胞和血小板降低。消化道大出血时，因为血容量减少，脾脏暂时缩小，待出血停止并补充血容量后，脾脏再度增大。

**（2）侧支循环的建立和开放：** 门静脉高压时形成侧支循环来降低门脉压力，因此在门静脉与腔静脉之间形成许多交通支。这些交通支开放后，出现血流方向的改变，静脉扩张和迂曲。此时门静脉血可不经肝，通过侧支经腔静脉直接回右心。不仅可引起消化道出血，还由于大量门静脉血不经肝脏而流入体循环，一方面使肝细胞营养进一步障碍，坏死增加；另一方面对毒素清除减少，易产生内毒素血症和引起肝性脑病。

主要开放的侧支循环有：①食管下段和胃底静脉曲张。门静脉血液通过胃左和胃短静脉、食管静脉回流到奇静脉。门静脉高压导致的胃底静脉曲张及胃底黏膜血管扩张充血、黏膜水肿糜烂（门脉高压性胃病）也是引起上消化道出血的重要原因。②腹壁静脉曲张。门静脉高压时脐静脉重新开放，通过腹壁上、下静脉回流，形成脐周和腹壁静脉曲张。③痔静脉曲张。肠系膜下静脉分支痔上静脉与回流髂静脉的痔中、下静脉吻合，形成肛管直肠黏膜下静脉曲张，易破裂产生便血。

**（3）腹腔积液：** 是肝硬化病人肝功能失代偿期最为显著的临床表现。腹腔积液形成的主要原因如下。

1）门静脉压力增高：门静脉压力增高时，腹腔脏器毛细血管静水压升高，组织液回吸收减少而漏入腹腔形成腹腔积液。

2）血浆胶体渗透压降低：肝硬化病人摄入减少，肝储备功能下降，合成清蛋白的能力下降，导致血浆清蛋白降低，进而血浆胶体渗透压降低，大量的液体进入组织间隙，形成腹腔积液。

3）肝淋巴液生成过多：门静脉高压时，肝静脉回流受阻，肝内淋巴液生成过多，达正常人的20倍，超过胸导管引流能力，大量液体就从肝包膜直接漏入腹腔形成腹腔积液。

4）有效循环血容量不足：血容量不足时，交感神经系统兴奋、肾素-血管紧张素-醛固酮系统激活及抗利尿激素分泌增多，导致肾小球滤过率降低及水钠重吸收增加，发生水钠潴留。

## （二）肝硬化晚期会出现哪些并发症？

肝硬化往往因为并发症而死亡，上消化道出血为肝硬化最常见的并发症，而肝性脑病是肝硬化最常见的死亡原因。

1. **上消化道大出血** 最常见和严重的并发症。突然发生，一般出血量较大，多在1 000ml以上，严重者出现休克，很难自行止血。除呕吐暗红色液体及血块外，常伴有柏油便。

2. **肝性脑病** 最常见的死亡原因。表现为性格、行为的改变，扑翼样震颤、谵妄进而昏迷。易导致肝性脑病的诱因为：①上消化道出血最常见；②摄入过多的含氮物质，如饮食中蛋白质过多，口服铵盐、蛋氨酸等；③大量的排钾利尿和放腹腔积液；④感染；⑤低血糖；⑥便秘；⑦镇静安眠药及手术。

3. **感染** 肝硬化易并发各种感染，如支气管炎、肺炎、胆道感染、肠道感染、腹膜炎等。

4. **原发性肝癌** 进行性肝大，质地坚硬如石，表面结节状。据资料分析，肝癌和肝硬化合并率为84.6%，显示肝癌与肝硬化关系密切。

5. **肝肾综合征** 肝硬化病人由于有效循环血容量不足等因素，可出现功能性肾衰竭，又称肝肾综合征。其特点为自发性少尿或无尿、稀释性低钠血症、低尿钠和氮质血症。此并发症预后极差。

6. **门静脉血栓形成** 发生率为10%～25%，血栓形成与门静脉梗阻时门静脉内血流缓慢、门静脉硬化、门静脉内膜炎等因素有关。如血栓局限于肝外门静脉，且有机化或侧支循环丰富，则可无明显临床症状，如突然产生完全梗阻，可出现剧烈腹痛、腹胀、便血、呕血、休克等。

## （三）如何治疗肝硬化？

治疗原则：肝硬化的治疗是综合性的，首先是针对病因的治疗，其次是对症治疗和保护肝功能的治疗，晚期肝硬化主要是并发症的治疗。

1. **休息与活动**　保证充足的睡眠，生活规律。代偿期可适当从事较轻的工作，劳逸结合，以不感到疲惫为主；失代偿期尤其是有并发症病人应卧床休息。

2. **饮食**　一般病人给予高热量、高蛋白质、高维生素、易消化饮食，戒烟酒。肝硬化晚期病人，因食欲缺乏，往往进食较少（详见第四节饮食护理）。

3. **抗病毒治疗**　首选核苷类似物，目前可供使用的有拉米夫定、阿德福韦、恩替卡韦、替比夫定和替诺福韦，建议首选或优先选用强效和低耐药的药物，须长期甚至终生服药。服药期间须加强随访。长期抗病毒治疗可阻止疾病进展，改善病人的临床结局，并延缓或减少肝移植的需求。

丙型肝炎肝硬化病人抗病毒治疗用长效干扰素联合利巴韦林，应减少剂量并在有经验医生指导下使用。

4. **腹腔积液治疗**　腹腔积液是肝硬化三大并发症中最常见的一个，也是导致肝硬化病人住院的首要原因。出现腹腔积液的肝硬化病人 1 年病死率为 15%，5 年病死率为 44%。

（1）**控制水和钠的摄入**：钠盐摄入量应限制在 88mmol/d（2g/d），轻中度腹腔积液在限钠饮食和卧床休息后可自行消退。当血钠水平高于 120～125mmol/L 时，液体摄入量并不需要限制；稀释性低钠血症病人应限制水的摄入（800～1 000ml/d）。

（2）**利尿药的应用**：经控钠饮食和卧床休息，腹腔积液仍不消退者须应用利尿药，利尿治疗可单用口服螺内酯或口服螺内酯联合呋塞米。单独用排钾利尿剂螺内酯需要注意补钾，两类药联合应用可以减少电解质紊乱。

（3）**提高血浆胶体渗透压**：对于低蛋白血症病人，每周定期输注白蛋白、血浆可提高血浆胶体渗透压，促进腹腔积液消退。

（4）**难治性腹腔积液的治疗**：难治性腹腔积液指腹腔积液对限钠及大剂量利尿药治疗无反应或治疗性腹腔穿刺放液后迅速复发。可以用下列方法治疗：

1）大量排放腹腔积液、输注白蛋白：病人如无其他并发症（肝性脑病、上消化道出血、感染）、肝储备功能为 Child-PughA、B 级，无出血倾向，可以选用此法。大量腹腔放液时，可考虑补充白蛋白 6～8g/L 腹腔积液。一次放液量少于 4～5L 时，腹腔穿刺术后通常不需要补充白蛋白。顽固性腹腔积液病人应积极考虑肝移植治疗。

2）经颈静脉肝内门体分流术（transjugular intrahepatic portosystemic shunt，TIPS）：是通过介入手术经颈静脉放置导管，建立肝静脉与肝内门静脉之间的分流通道，以降低门静脉压力，减少腹腔积液生成。

5. **手术治疗**　门静脉高压症可以选择各种分流、断流和脾切除术，来降低门静脉系统的压力和消除脾功能亢进，主要用于食管胃底静脉曲张破裂大出血内科保守治疗不佳，或者曲张静脉破裂出血后预防再出血。

脾切除术是治疗脾功能亢进的有效方法，但只能短期降低门静脉压力。肝移植是治疗各种原因引起的晚期肝硬化最佳的治疗方案。

# 第三节　肝硬化的预防

## （一）肝硬化可以预防吗？

早期肝硬化经过积极的治疗和干预，可以逆转或延缓进展，但一旦进展到晚期肝硬化，不仅会严重影响病人生活质量，甚至会危及生命，因此肝硬化的防治十分重要。明确病因和针对病因的治疗是肝硬化防治的关键。

在肝硬化的病因中，最常见的是病毒性肝炎。我国乙型肝炎的发病率较高，因此防治乙型肝炎是预防本病的关键。新生儿和高危人群应注射乙型肝炎疫苗，乙型肝炎病人给予积极的抗病毒治疗；严格执行器械的消毒规范；献血人员严格筛查。长期大量饮酒也是肝硬化发生的主要原因，尤其是慢性肝炎病人，防治肝硬化必须要彻底戒酒。

另外，日常生活中注意合理的营养，避免使用对肝脏有损害的药物，工农业生产中避免各种化学毒物，定期体检等也是预防本病措施。

## （二）肝硬化有传染性吗？

"肝硬化有传染性吗？"这是很多病人和家属都会问的问题。

肝硬化并不一定具有传染性。据调查，我国肝硬化病人中有 70%～80% 是由于慢性肝炎引起的，其中乙型、丙型肝炎都属于传染病范畴，所以一般来讲只有乙型、丙型等肝炎引起的肝硬化才具有一定传染性，而其他原因引起的肝硬化是不具有传染性的。有的病人虽然没有明显的慢性肝炎病史，但是他们往往具有隐性的慢性肝炎发展过程。

乙型、丙型肝炎主要是通过血液传播，一般接触（如握手、交谈、餐饮、共事等）不会导致乙型、丙型肝炎病毒的传播。但是输血、医疗器械污染等可以引起肝炎病毒感染。对于与肝炎后肝硬化病人密切接触的家属，应及时检查病毒指标，根据情况及时注射乙型肝炎疫苗，进行免疫预防。

## （三）肝硬化会遗传吗？

临床病例中经常会发现，一个家庭中同时有几个肝硬化病人，父母是肝硬化病人，其子女中也出现了肝硬化病例。这是因为遗传因素导致的吗？

遗传是指父母将体内的基因遗传给子女。肝硬化是一种由不同病因引起的肝脏慢性、进行性、弥漫性病变。肝硬化的病因很多，包括病毒性肝炎、慢性酒精性肝病、非酒精性脂肪性肝病、自身免疫性疾病、遗传代谢性疾病等。目前在我国肝硬化绝大多数都是乙型肝炎后肝硬化，肝炎病毒具有一定的传染性。例如很多患儿通过母婴传播，从小就携带着肝炎病毒，因为不重视治疗，最终发展为肝硬化，这不是遗传，而是母婴传播垂直感染引起的。但是，肝硬化病因中是有一部分遗传代谢疾病，如肝豆状核变性（Wilson病）、遗传性血色病等，此类原发病属于遗传性疾病，会遗传给下一代，而同时这些疾病亦是容易进展为肝硬化的原发病，所以从表面上看好像是肝硬化具有遗传性，但实质上是肝硬化的病因遗传了，然后遗传的原发病进一步引起了肝硬化。

因此，肝硬化本身不具有遗传性，不会遗传，但应警惕引起肝硬化的原发病是否具有遗传性。

## （四）肝硬化的预后如何？

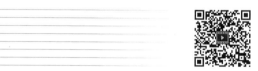

视频：肝硬化预后的影响因素

肝硬化的预后与病因、肝功能代偿程度及并发症有关。

酒精性肝硬化、胆汁淤积性肝硬化、肝淤血引起的肝硬化等，如果能在肝硬化尚未进展到失代偿期前消除病因，病变则可趋于静止，相对于病毒性肝炎后肝硬化和隐源性肝硬化的预后要好。

Child-Pugh 分级是常用的评估肝脏储备功能的工具，可反映病情的严重程度，见表 3-1。根据评分，可将肝硬化分为 A、B、C 三级。通常，代偿期肝硬化一般属 Child-Pugh A 级，而失代偿期肝硬化则属 Child-Pugh B 至 C 级。Child-Pugh 分级与肝硬化病人的生存期密切相关，有研究提示，肝硬化病人 Child-Pugh A、B、C 级的 1 年生存率分别为 100%、80%、45%。

表 3-1　Child-Pugh 分级

| 临床生化指标 | 异常程度评分 | | |
|---|---|---|---|
| | 1 分 | 2 分 | 3 分 |
| 肝性脑病 | 无 | 1 ~ 2 期 | 3 ~ 4 期 |
| 腹腔积液 | 无 | 轻度 | 中、重度 |
| 血清胆红素/（μmol·L⁻¹） | < 34 | 34 ~ 51 | > 51 |
| 血清清蛋白/（g·L⁻¹） | > 35 | 28 ~ 35 | < 28 |
| 凝血酶原时间延长/s | < 4 | 4 ~ 6 | > 6 |

注：总分：Child-Pugh A 级＜ 7 分，B 级 7 ~ 9 分，C 级＞ 9 分。

　　肝硬化病人的死亡原因常为食管胃底静脉曲张破裂出血、肝性脑病、肝肾综合征等并发症。肝移植的开展已明显改善了肝硬化病人的预后。移植后病人 1 年生存率 90%、5 年生存率 80%，生活质量得到极大提高。

# 第四节　肝硬化的护理

## （一）肝硬化病人的饮食原则是什么？

　　既保证饮食营养又遵守必要的饮食限制是肝硬化病人改善肝功能、延缓病情进展的基本措施。饮食原则：高热量、高蛋白质、高维生素、易消化饮食，戒烟酒；并根据病情变化及时调整。

　　1.　**高蛋白**　肝脏是蛋白质的合成场所。当肝硬化时，肝脏合成蛋白减少，这就需要保证蛋白质的摄入量。可以选择多种来源的蛋白质食物，如豆制品、奶制品、蛋类、鸡肉、鱼、瘦猪肉等等。当有肝性脑病（肝昏迷）先兆、血氨升高时，应适当控制或禁止蛋白质摄入，待病情好转以后再逐步增加摄入量，并以植物蛋白为宜。

　　2.　**高维生素**　维生素 C 直接参与肝脏代谢，促进肝糖原形成。增加体内维生素 C 浓度，可以保护肝细胞，增加肝脏抵抗力及促进肝细胞再生。所以，肝硬化病人日常要多吃新鲜的蔬菜和水果，以保证维生素的摄入。

　　3.　**清淡、易消化食物，少量多餐**　食欲缺乏是肝硬化病人最常见的症状，所以饮食上应少量多餐，给予清淡、易消化食物，做工精细，避免坚硬粗糙及辛辣刺激性食物，当合并食管胃底静脉曲张时，更应注意严禁食用油炸及坚果类食品，以免引起上消化道大出血，危及生命。

4. **限制水与钠的摄入**　钠盐摄入量应限制在 88mmol/d（2g/d），当血钠水平不低于 120 ~ 125mmol/L 时，液体摄入量并不需要限制；稀释性低钠血症病人应限制水的摄入（800 ~ 1 000ml/d）。禁食含钠多的食物，如海鲜、火腿、肉松、各种咸菜和酱菜钠的含量非常高，肝硬化病人应绝对禁止。另外，蒸馒头用的食用碱、味精中的谷氨酸钠等也会加重肝脏对水钠代谢的负担，肝硬化病人应尽量避免使用。

在烹调菜肴时，如果烹调方法选择不当也会增加钠的摄入。建议做菜时，先不放盐或酱油，当把菜炒熟以后放盐或酱油。这样既有味道，又限制了钠盐的摄入。另外，病人也可以选择低钠盐、低钠酱油和无盐酱油以减少钠的摄入。

## （二）肝硬化病人在日常生活中如何做好自我管理？

肝硬化病人需长期带病生活，因此在规范治疗的前提下，要学会自我管理。

1. **心理**　保持情绪稳定，避免情绪波动，要用积极的态度去面对和战胜疾病。

2. **休息与活动**　保证充足的睡眠，生活规律。代偿期可适当从事较轻的工作，劳逸结合，以不感到疲惫为主，失代偿期卧床休息，有并发症时绝对卧床休息。

3. **饮食**　一般病人予高热量、高蛋白质、高维生素、易消化饮食，戒烟酒，并根据病情变化及时调整。

4. **避免诱因**　日常生活中避免加重肝功能损伤及引起肝性脑病的各种诱因，如消化道出血、不遵循饮食原则、感染、药物、便秘等。

5. **病情观察**　病人要学会识别肝性脑病、消化道出血等并发症的先兆症状，有腹腔积液的病人，要监测 24 小时尿量、腹围及体重，一旦出现异常及时就诊。

6. **随访**　定期门诊随访，每半年或 1 年体检 1 次。

视频：肝硬化病人的自我管理 - 饮食及病情观察

## （三）食管胃底静脉曲张破裂出血病史的肝硬化病人如何治疗？

首次食管胃底静脉曲张破裂出血停止后，1~2年内再出血发生率为60%~70%，病死率高达33%。因此在急性出血控制后，应积极采取治疗措施，预防再出血。

1. **内镜治疗**　首选套扎，可用于中度食管静脉曲张。适用于单纯食管静脉曲张不伴有胃底静脉曲张者。套扎后的较小的曲张静脉可用硬化剂注射。

2. **药物治疗**　常用药物为普萘洛尔，该药通过其β受体阻断作用，收缩内脏血管，降低门静脉血流量而降低门静脉压力。治疗剂量应使病人心率不低于55次/min，当出现乏力、气短等不良反应时应停药。联合内镜治疗，预防出血效果更好。亦可联合用扩血管药物5-单硝酸异山梨醇，可以更好地降低门静脉压力。

3. **介入治疗**

（1）**经颈静脉肝内门体静脉支架分流术**（transjugular intrahepatic portosystemic shunt，TIPS）：TIPS预防复发出血优于内镜治疗的效果，但TIPS后肝性脑病发生率较高，所以是可以在急救条件有限无法考虑其他治疗措施时选择的治疗方法。

（2）**球囊阻塞逆行曲张静脉闭塞术**：该方法虽增加了门静脉入肝血流量，可改善肝功能，但同时又可加重食管静脉曲张。

4. **外科手术**

（1）**断流手术**：门奇静脉断流手术是通过手术的方法阻断门奇静脉间的反常血流，以达到控制门静脉高压症合并食管胃底曲张静脉破裂出血的目的。

（2）**分流术**：主要手术方式包括全门体分流、部分性分流和选择性分流三大类。既能有效控制食管静脉破裂出血，又能维持一定的门静脉向肝血流，以减少肝性脑病的发生率。

（3）**联合手术**：结合分流、断流手术特点，既保持一定的门静脉压力及门静脉向肝血流，又疏通门静脉系统的高血流状态，起到"断、疏、灌"作用。远期再出血率为7.7%，术后肝性脑病发生率则为5.1%，可显著提高病人的生活质量和长期生存率。联合手术创伤和技术难度较大，且对病人肝功能要求高。

5. **肝移植**　是治疗肝硬化门静脉高压症的有效方法。终末期肝病伴食管胃底静脉曲张破裂反复出血者是肝移植的适应证。

（赵新鲜　章雅青）

# 第四章
# 糖尿病的健康管理

【学习目标】

识记：
1. 能正确描述糖尿病教育的目的、目标人群。
2. 能正确简述糖尿病教育的内容。

理解：
1. 能正确解释低血糖的常见原因、常见症状及救护方法。
2. 能正确归纳糖尿病足的临床表现、症状识别、处理原则和基础预防。
3. 能正确鉴别血糖检测的要求、控制目标及其他代谢指标监测方案。

运用：
1. 能运用所学的知识阐述糖尿病的发生、发展。
2. 能根据案例的实际问题，提供适宜的健康指导与管理方法。

## 案例

视频：认识糖尿病

**问题与思考：**

    1. 该病人是否患了糖尿病？

    2. 糖尿病病人为什么要接受糖尿病教育？

    3. 糖尿病病人血糖的管理需要从哪些方面考虑？

    4. 如何做好糖尿病病人的健康管理？

    糖尿病是一种慢性、非传染性疾病，血糖的有效控制除了药物治疗以外，更多地取决于病人能否做好各项健康管理，包括接受糖尿病教育、学习合理膳食、积极体育锻炼、按时血糖监测、预防和救护低血糖、安全服用各类口服降糖药、正确规范地注射胰岛素、监测与管理各项代谢指标、预防和护理糖尿病足等。本章将全面、系统地介绍各项管理的目的、内容和要求，旨在提高临床护理人员在糖尿病健康管理方面的认知和能力，从而更好地服务于糖尿病病人。

# 第一节　糖尿病的识别

## （一）糖尿病的病因有哪些？

    糖尿病是一种以高血糖为特征的代谢性疾病。主要是由于人的体内分泌胰岛素绝对或相对不足，或是胰岛素无法正常发挥功能所致。当人体进食后，食物在胃内经过消化进入肠道吸收，然后通过肝脏门脉系统进入血液。正常情况下，血糖浓度不会持续升高，而是由胰腺后面的胰岛分泌的胰岛素通过三个途径降低血糖浓度：①胰岛素通过与组织细胞上的受体结合，在细胞上打开一个通道，使细胞外的葡萄糖进入细胞内，从而降低血液中的葡萄糖浓度；②胰岛素通过把血液中的葡萄糖转化糖原储存到肌肉和肝脏里而降低血糖；③胰岛素通过合成蛋白质和脂肪防止葡萄糖滞留于血液。当病人无法正常分泌胰岛素，或者他们的外周组织对胰岛素抵抗，以致细胞不能有效运用葡萄糖，而使葡萄糖滞积在血液中，此时血糖浓度必然激增，长久持续的高血糖状态一旦超过身体负荷最高限度（空腹血糖 $\geq$ 7mmol/L，餐后 2 小时血糖 $\geq$ 11.1mmol/L），最终会发展成糖尿病。

## （二）糖尿病病人为什么会有"三多一少"的症状？

    所谓的"三多一少"是指多尿、多饮、多食和体重减少。

    **1. 多尿**　正常情况下，尿中没有葡萄糖，但当血糖浓度太高超出肾脏重吸收葡萄糖的能力时（肾糖阈），尿中会排出葡萄糖，由于高渗性作用，尿量就随之增加。最典型的表现就是糖尿病病人排尿次数增加，尤其是夜尿。

2. **多饮** 因为尿增多了，身体内的水分大量流失，刺激口渴中枢，神经反射调节，糖尿病病人的饮水次数和饮水量就会增多。

3. **多食** 由于葡萄糖从尿中丢失很多，身体处于半饥饿状态，造成能量缺乏，因此，需要补充能量，进而表现为食欲亢进，食量增加。

4. **体重减少** 病人表现为消瘦。主要是由于体内的葡萄糖不能被充分吸收，只能靠脂肪和蛋白质分解来补充能量和热量。其直接后果就是体内的碳水化合物、脂肪及蛋白质被大量消耗，再加上水分的丢失，因此糖尿病人的体重就会减轻。

## （三）如何通过早期识别来防止糖尿病的发生？

从血糖正常到确诊糖尿病，中间需要经过一个重要的阶段，临床称之为糖尿病前期，即糖调节受损，包括空腹血糖受损（IFG）和糖耐量减低（IGT）。前者是指空腹血糖浓度高于正常，但是低于糖尿病的诊断标准值；后者是指糖负荷后2小时的血糖浓度高于正常，但是低于糖尿病诊断标准值。两者均代表正常葡萄糖稳态和糖尿病高血糖之间的中间代谢状态，是糖尿病的危险因素。

除了糖尿病前期，以下因素也是糖尿病的危险因素，包括一级亲属中有2型糖尿病家族史、年龄≥40岁、长期静坐的生活方式、超重或肥胖、高血压、高血脂、妊娠糖尿病病史、动脉粥样硬化性心血管疾病、多囊卵巢综合征或伴有胰岛素抵抗相关的临床状态（黑棘皮征等）、长期接受抗精神病药物和/或抗抑郁药物治疗、有一过性类固醇糖尿病病史者等。伴有这些因素的糖尿病前期人群如果不尽早和及时地干预，1/3的人群可很快进展为2型糖尿病。因此，早期筛查和做好自我评估，一旦发现血糖异常并同时存在上述危险因素，尽早饮食和运动干预，改善代谢状态对早期识别和预防糖尿病非常重要。

## （四）如何诊断糖尿病？

1. 诊断糖尿病可根据以下标准：

（1）有糖尿病症状（多饮、多食、多尿和不明原因的体重下降）加上以下任意一项：任意时间血浆葡萄糖水平≥11.1mmol/L或空腹血浆葡萄糖≥7mmol/L或口服葡萄糖耐量试验（OGTT）中，2小时血糖水平≥11.1mmol/L。

（2）无糖尿病症状，则需另日重复检查上述血糖。

（3）儿童的糖尿病诊断标准与成人一致。需要注意的是：空腹血糖是指至少 8 小时内无任何热量摄入；任意时间是指 1 天内任何时间，无论上次进食时间及食物摄入量。

2. 中老年、肥胖、高血压、高血脂病人都是糖尿病的易感人群，应定期体检以期早期发现。另外，当出现以下症状时应尽早到医院进行血糖检查：

（1）年轻病人发生动脉硬化、冠心病、眼底病变等。

（2）常发生疖肿、毛囊炎等皮肤感染。

（3）伤口久治不愈。

（4）女性外阴瘙痒内服外治效果不好。

（5）男性性功能障碍，排除了泌尿、生殖道病变。

（6）异常分娩史，如原因不明的多次流产、早产、分娩出畸形儿或巨大儿等。

# 第二节　糖尿病的发展

## （一）糖尿病可以治愈吗？

糖尿病是一种终身性疾病，但高血糖状态并不会直接危及生命。目前，该病尚不能被治愈，但它是一种可控可防的疾病，综合措施有助于预防和控制糖尿病。通过早期和终身的合理膳食、合理运动、药物干预、自我血糖监测、心理调适和进行自我管理健康教育，"多驾马车"并驾齐驱，把血糖、血脂、血压和体重等代谢指标控制在正常水平，就可以有效地控制糖尿病的发展和进程，延缓和避免各种急慢性并发症的发生，保证糖尿病病人的生活质量。

## （二）糖尿病会出现哪些并发症？

糖尿病并发症的发生是持续高血糖状态带来的必然结果，并发症发生的类型和轻重受诸多因素的影响。

糖尿病并发症主要分为急性并发症和慢性并发症。急性并发症包括低血糖、糖尿病酮症酸中毒、糖尿病高渗性非酮症综合征、乳酸性酸中毒。特点是起病急、病情凶险、病死率高。病因往往是因为病人没有正规地接受治疗或应激状态，使血糖持续升高所致。慢性并发症包括大血管病变、微血管病变和糖尿病足，其中大血管病变有心脑血管疾病等；微血管病变有糖尿病性肾病、糖尿病性视网膜病变、糖尿病性神经病变。糖尿病足是糖尿病最严重的慢性并发症，其治疗费用昂贵，预后较差，严重者导致截肢，是糖尿病致残的原因之一。

## （三）糖尿病病人低血糖的预防与处理

**1. 临床表现**　对于非糖尿病者，血糖低于 2.8mmol/L 视为低血糖。而糖尿病病人血糖低于等于 3.9mmol/L，就属于低血糖范畴。发生低血糖的原因诸多，包括降糖药物剂量过大、吃得太少、误餐、低碳水化合物饮食、运动比平时多、空腹饮酒等。临床表现与血糖水平和下降速度有关，一般会出现交感神经兴奋（心悸、出汗、饥饿感、手抖、四肢无力、头晕、视物模糊等）和中枢神经系统症状（如神志改变、认知障碍、抽搐和昏迷），老年病人可能出现行为异常和其他非典型症状。

**2. 处理原则**　当病人出现低血糖反应时，若条件允许先测血糖，然后"吃 15，等 15"，即让病人立即口服 15～20g 糖类食品，15 分钟后再测 1 次血糖，若血糖值没有回升或继续下降，再服 15～20g 糖类食品，然后再测 1 次血糖。切忌摄入脂肪食物，因为它会延缓碳水化合物的吸收，增加过多热量。同时服用阿卡波糖的病人，需要直接吃葡萄糖而非糕点食物，因为阿卡波糖会抑制糖的分解、减慢碳水化合物的分解吸收，导致低血糖的纠正被延缓。含 15～20g 糖类食品包括：①4 片葡萄糖片；②半杯橙汁；③1 杯脱脂牛奶（250ml）；④2～4 块方糖；⑤4 勺白砂糖；⑥3～5 颗硬糖。当病人低血糖反应恢复后，如果与下次进餐时间间隔≥1 小时，则需要补充少量零食。

**3. 预防措施**　①药物从小剂量开始逐渐加量；②进食需定时定量；③进餐量少或任何原因不能进食时，可减少药物用量或暂停 1 次；④预计运动量增加时，可在运动前适量加小食；⑤禁止空腹饮酒和空腹运动；⑥随身佩戴医疗救助卡和含糖食物；⑦若近日多次发生低血糖，需尽快就医，调整治疗方案。

## （四）如何识别糖尿病足的危险因素并做好自我照护？

糖尿病足会导致病人致残、致死，是最严重的糖尿病并发症之一。早期识别糖尿病足的危险因素，做好出现糖尿病足后的自我照护，对其预后十分重要。

**1. 掌握和识别糖尿病足危险因素**　可以帮助病人预防或再次发生糖尿病足。危险因素包括：①糖尿病病程超过 10 年；②男性；③高血糖未得到控制；④合并心血管疾病；⑤合并肾脏、眼底病变；⑥合并周围神经病变；

⑦足底压力改变；⑧周围血管病变；⑨以往有截肢史；⑩其他，如各种外伤、烫伤、吸烟、自我管理差等。

**2. 指导病人做好糖尿病足的自我照护** 包括足部检查、皮肤护理、修剪趾甲、选择鞋袜、问题处理。

（1）**足部检查**：每天要检查足背、足底、脚趾、趾甲、趾尖、趾缝。检查这些部位的皮肤是否干燥、皲裂；有无鸡眼和胼胝（老茧）、内生甲、嵌甲；有无各种损伤、擦伤、烫伤、水疱、红肿、溃疡、感染等迹象。

（2）**皮肤护理**：用柔软毛巾洗脚，水温在38℃以下，浸泡不超过20分钟，洗毕擦干涂以护理膏，适当按摩足部，但不要将护理霜涂于足趾间或溃疡伤口上。做到夏季不光脚走路或光脚穿鞋，不穿露脚趾鞋；冬季脚部不直接接触热源，以防烫伤。

（3）**修剪趾甲**：选择专用工具修剪趾甲，不宜用剪刀或一般性的指甲刀，趾甲不要修得过深以防嵌入皮肤内，指甲刀尽量做到专人使用。不到公共浴室修脚，不慎修剪破损必须及时找医生，不自行处理。

（4）**选择鞋袜**：糖尿病病人的鞋子必须合脚、透气性好、鞋材料有厚度、系带或尼龙搭扣、鞋内深而宽敞、鞋内平整光滑、圆形鞋头、鞋底厚而减震。应安排下午或傍晚买鞋，两只脚同时站立试穿。糖尿病病人的袜子要求质地为棉线或羊毛、合脚，袜头和袜口不宜过紧，不穿接缝粗糙的袜子或破袜，浅色为宜，以便及时发现脓和血渗液，做到每天清洁和更换。

（5）**问题处理**：一旦有真菌感染、鸡眼、胼胝、水疱和皲裂等情况，告知病人尽快到医院请足病诊疗师处理。

视频：糖尿病的危害

# 第三节　糖尿病的健康管理

## （一）糖尿病病人为什么要接受健康教育？

病人一旦被诊断为糖尿病后，应该在医院接受系统的糖尿病教育。健康教育不仅可以帮助病人了解糖尿病的基本知识，明确自己的治疗方案以配合医生，还能够帮助他们掌握饮食、运动、用药、监测等综合管理的方法与策略，从而提高自我管理疾病的能力和信心，最终使病情得到全面的控制。

1. **健康教育对象** 糖尿病病人及其家属、糖尿病高危人群、卫生行政管理人员、医疗保健人员、全体公民。

2. **健康教育目标** 早期识别糖尿病高危人群；降低糖尿病发病率；阻止或延缓糖尿病各种并发症的发生与发展；对已有并发症病人减少其致残和致死率；提高糖尿病病人的生活质量和延长其寿命；降低全社会及个人、家庭的医疗费用；提高公民的健康水平，保证社会劳动就业率。

3. **健康教育内容** 包括糖尿病的自然进程；糖尿病症状；并发症防治，特别是足部护理；个体化生活方式干预措施和饮食计划；规律运动和运动处方；饮食、运动与口服药、胰岛素治疗或其他药物之间的相互作用；自我血糖监测和尿糖监测，血糖结果意义和应采取的相应干预措施；当发生紧急情况时，如疾病、低血糖、应激和手术时应如何应对；糖尿病妇女受孕必须做到有计划并全程监护。

## （二）糖尿病病人如何进行饮食管理？

糖尿病饮食控制是一种基础治疗，应贯穿糖尿病的全病程，在糖尿病前期和早期发挥的作用尤为显著。随着胰岛细胞功能的衰退，单纯饮食治疗已无法有效控制血糖，但它是药物治疗稳定性和有效性的前提条件。

1. **饮食管理目的** ①减轻胰岛负担；②控制体重；③纠正已发生的高血糖、高血脂等代谢紊乱；④降低餐后高血糖，减轻对胰岛 B 细胞的刺激；⑤有利于预防和治疗急性并发症，提高整体健康水平；⑥保证孕妇和胎儿的健康；⑦保证儿童和青少年的正常发育。

2. **饮食管理原则** ①量入而出，兼顾年龄；②食物多样，保证营养全面与均衡；③合理营养素比例；④补充膳食纤维；⑤限制胆固醇摄入；⑥限制酒和食盐摄入等。

3. **饮食管理方法**

（1）**饮食分配和餐次安排**：要做到定时定量，主副食搭配。一日至少早、中、晚三餐分别按 1/3、1/3、1/3 或者 1/5、2/5、2/5 分配，注射胰岛素或者已发生低血糖者可以少量多餐方式，从正餐中取少量放于两餐之间作为加餐。

（2）**食物多样化**：没有不好的食物，只有不合理的膳食。食物品种多样化可以取不同食物营养素之长补人体之需。

（3）**烹调方法**：多采用蒸、煮、烧、炖、焖、烩、凉拌，避免多油或油炸烹调方式。

（4）**用餐方式**：用餐要专心，忌讳边吃边聊的习惯，确保进食速度慢，因为细嚼慢咽不但可以减肥，还可以增强消化功能。

（5）**调料品使用**：控糖、少盐、少酱汁，一般盐量控制在 6g/d 以内，高血压病人 4g/d，肾病病人 2g/d，口味较重者建议低钠盐。

（6）**食用油**：健康人食用油量 30g/d，糖尿病、高血脂、肥胖者控制在 25g/d（2 汤匙半），食用适量来自动物食品的饱和脂肪酸满足机体的需要，糖尿病和心血管疾病病人食用量不能超过总热量的 7%。

（7）**豆制品**：豆类食品不代替主食，过量吃也会升高血糖，与米和面相比，不易消化，易诱发或加重痛风。

（8）**酒**：空腹饮酒易导致低血糖，长期饮酒伤肝，酒精降低脂肪在体内的消耗率，血糖稳定者应控制在 1～2 次/周，可选葡萄酒 100ml，相当于啤酒 200～375ml，但尽量不饮酒。

（9）**饮水**：每天饮水应少量多次，不要感到口渴时再喝，尤其老年病人，一般饮用量在 1 200ml/d。

（10）**冷冻和加工食品**：这些食品高热量、高脂肪，选购时要注意查看食物标签，合理选择。

## （三）如何做好病人的运动指导？

运动的过程是机体消耗能量的过程。通过运动，可降低血糖，提高胰岛素效用，改善与血糖有关的代谢指标。运动中脂肪被不同程度消耗，肥胖者体重有所下降，相对的肌肉组织成分增加。同时，还能促进血液在血管中的流动，增强心脏及呼吸的功能；增强骨骼的坚韧性，帮助病人增强体质和放松心情，以更健康、积极的态度面对疾病。

1. **不是所有糖尿病病人都适合运动** 当病人处于以下状况时，暂时不宜运动：①收缩压＞ 180/120mmHg；②尿酮阳性；③尿蛋白阳性；④血糖＜ 4mmol/L 或者＞ 14mmol/L；⑤稍微活动就感胸闷、气喘；⑥眼科检查提示有眼底出血；⑦近期发生过脑血栓；⑧急性感染的糖尿病病人。

2. **运动强度和形式** 糖尿病病人适合低至中等强度（如步行、慢跑、骑车、游泳等）体育活动；当病人有视网膜病变时，应避免屏气和升高血压的运动，如举重和拳击；当病人出现外周神经病变、关节退行性病变以及足部溃疡时，应避免引起足部外伤的运动，如跳绳、跑步等；处于妊娠期者，应选择低强度的运动，持续时间不宜超过 15 分钟。

3. **运动频率和时间** 最佳运动频率是每周 3～5 次；最佳运动时间在饭后 1 小时；运动中心率每分钟不超过"（170－年龄）次"是最适宜强度；

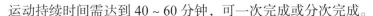

运动持续时间需达到 40 ~ 60 分钟，可一次完成或分次完成。

4. **遵循原则** 有效的运动须遵循"循序渐进""持之以恒""安全第一""防止低血糖"等原则。

## （四）如何确保胰岛素的规范注射与安全管理？

1. **准备用药** 熟悉各种胰岛素的名称、剂型和作用特点，准确执行医嘱，按时注射。对于 40U/ml 和 100U/ml 两种规格胰岛素，要注意注射器与胰岛素浓度的匹配。

2. **胰岛素混匀** 主要做翻转和滚动两个动作。翻转是指将注射笔或笔芯上下充分颠倒。滚动是指在手掌之间的水平旋转，即在室温下在 5 秒内用双手水平滚动胰岛素笔芯 10 次，然后在 10 秒内上下翻转 10 次。每次滚动和翻转后，肉眼检查确认胰岛素混悬液是否充分混匀，如笔芯中仍然有晶状物则重复操作，应避免剧烈摇晃，以免产生气泡，从而降低给药的准确性。

3. **胰岛素保存** 已开封的瓶装胰岛素或胰岛素笔芯可在室温下保存，保存期为开启后 28 天内，且不能超过保质期；未开封瓶装胰岛素或胰岛素笔芯应储存在 2 ~ 8℃环境下，切勿冷冻；避免受热或阳光照射；培训病人在抽取胰岛素之前，先确认是否存在结晶体、浮游物或者颜色变化等异常现象。胰岛素初次使用后，应当在室温（15 ~ 30℃）下贮存，不超过 30 天，且不超过有效期；室温超过 30℃时，使用中的胰岛素应贮存在冰箱中，使用前需要回暖，可放在手掌之间滚动。

4. **注射部位** 胰岛素注射为皮下注射。常用注射部位包括：①腹部及耻骨联合以上约 1cm，最低肋缘以下约 1cm，脐周 2.5cm 以外的双侧；②双侧大腿前外侧上 1/3；③双侧臀部外上侧；④上臂外侧的中 1/3。餐时短效胰岛素最好选择腹部；希望减缓胰岛素吸收速度时，选择臀部注射；儿童病人注射中长效胰岛素时，最好选择臀部或者大腿。注射前须对局部皮肤做好评估，两次注射针眼间隔至少 1cm 以上，有计划地做到不同部位和区域之间轮换。

5. **部位检查和消毒** 注射前检查注射部位，须避开皮下脂肪增生、炎症、水肿、溃疡或感染部位；注射时，应保持注射部位的清洁。当注射部位不洁净或病人处于感染易于传播的环境（如医院或疗养院），注射前应消毒注射部位。病人不可隔衣注射。

6. **进针角度** 使用较短（4mm 和 5mm）针头时，大部分病人无需捏皮，并可垂直进针，但消瘦者须捏皮；而使用较长针头（6mm 以上），需要捏皮和 / 或 45° 进针，以降低肌内注射的风险。

**7. 针头留置时间**　注射笔推注胰岛素完毕后，在拔出针头前至少停留10秒，为确保药物全部被注入体内，以防漏液，剂量较大时，有必要超过10秒；而胰岛素专用注射器无需停留，使用后直接拔出即可。

**8. 注射器材的规范废弃**　使用后的注射器或注射笔用针头属于医疗锐器，不合理的处置不仅会伤及他人，也会对环境造成一定的污染。处理废弃针头或者注射器的最佳方法是将注射器或注射笔用针头套上外针帽后放入专用废弃容器内再丢弃。若无专用废弃容器，也可使用加盖的硬壳容器等不会被针头刺穿的容器替代。所有医护人员从注射治疗开始，就应教会病人如何正确废弃注射器材；向病人说明可能发生于病人家属（刺伤儿童）和服务人员（如垃圾收运工和清洁工）的不良事件；任何情况下均不能将未处理的注射器材丢入公共垃圾桶或者垃圾场。

**9. 针头重复使用的危害**　注射笔用针头应一次性使用。在初次指导时，告知病人针头重复使用的危害性，如可能发生针头断于体内，皮下脂肪增生，局部注射部位疼痛、感染、出血等。

**10. 常见并发症**　①低血糖反应：详见本节"低血糖管理"。②变态反应：病人局部皮肤瘙痒、局部或全身荨麻疹样皮疹，建议咨询内分泌科医生及到皮肤科就诊。③皮下脂肪增生或萎缩：暂停在此部位继续注射，数周或数月后自行恢复，遵循注射部位轮换和一次性使用针头的原则。④水肿：胰岛素治疗初期可因水钠潴留而发生轻度水肿，可自行缓解。⑤视物模糊：见于少数病人，为晶状体屈光改变所致，数周内自然恢复。⑥疼痛：很少有锐痛，建议病人选择更短、更小直径的针头；不重复使用针头；使用胰岛素室温保存；避免在体毛根部注射；乙醇消毒皮肤待干后注射；针头刺入皮肤需平滑进入；大剂量胰岛素应拆分注射或提高胰岛素浓度；病人偶感锐痛需确认是否因针头触碰神经末梢，如持续疼痛应该检查和评价注射方法是否得当。⑦出血和瘀血：应对病人做好解释工作，让其了解注射部位的出血或瘀血并不影响胰岛素的吸收和治疗效果。当频繁发生出血或过度出血或瘀血时，需要仔细评估注射技术并确认是否存在凝血功能障碍或使用抗凝药物。

## （五）如何区分空腹血糖和餐后 2 小时血糖？

空腹血糖反映病人一天血糖的基础值，是指前一天晚餐后（大约 20 点之后）不再进食直到第二天早上，持续禁食 8~12 小时为宜。建议病人清晨醒来先测血糖，大概 6~7 点时最佳，最迟不超过上午 9 点。因起床活动后，体内拮抗胰岛素的激素（升血糖）分泌增加，肝糖原分解和糖原异生增加，血糖随之升高，影响空腹血糖数值的真实性。

餐后 2 小时血糖是指病人从进餐第一口开始计时直到 2 小时测得的血糖，它反映了餐后胰岛素分泌功能。在糖尿病早期，大部分病人空腹血糖正常或接近正常，而餐后血糖会显著升高。所以单纯监测空腹血糖不能全面反映全天血糖的波动情况，空腹血糖正常不等于血糖控制良好。餐后血糖不仅是反映用药效果的指标，也是医生调整治疗方案的依据。

视频：糖尿病自我血糖监测与用药护理

## （六）血糖监测有哪些管理要求？

1. 血糖监测要求　血糖监测是综合管理的核心技术，通过病人在家中自我监测以了解其血糖控制水平和波动情况，减少低血糖发生的风险和促进血糖达标，从而培养病人自我管理的能力。血糖监测的频率因人因时而异：①血糖平稳者，一般每周选择一天测三餐前后和睡前，共 7 个时间点的血糖；②血糖控制差者，建议每天测 4 ~ 7 次；③1 型糖尿病病人每天测 3 ~ 4 次；④出现低血糖、生病、感觉不舒服时随时测血糖；⑤尝试新食物、赴宴、多食、旅行、生活不规律、过度疲劳等需要增加测糖频率。

2. 糖尿病病人的血糖控制目标如表 4-1。

表 4-1　血糖控制目标

| 项目 | 状态 | 良好 | 一般 | 差 |
|---|---|---|---|---|
| 血糖/（mmol·L$^{-1}$） | 空腹 | 4.4 ~ 6.1 | ≤ 7.0 | > 7.0 |
| | 非空腹 | 4.4 ~ 8.0 | ≤ 10.0 | > 10.0 |
| 糖化血红蛋白/% | | < 6.5 | 6.5 ~ 7.5 | > 7.5 |

3. 综合监测项目　糖尿病病人在关注血糖的同时，还要监测其他代谢指标，如血脂、血压、体重指数等，这些指标的异常将导致各种慢性并发症（眼、肾脏、心脏、脑血管等）的发生与发展，从而增加糖尿病病人的致残率、致死率。表 4-2 可以帮助护理人员全面了解糖尿病病人的监测项目、检查意义、监测频率等，为病人做好指导和教育工作。

表 4-2　糖尿病病人定期监测项目表

| 项目 | 监测频率 | 检查意义 | 备注 |
|---|---|---|---|
| 尿酮 | 生病或血糖≥14mmol/L 时 | 查看有无糖尿病酮症发生 | |
| 尿微量白蛋白 | 每 6 个月查 | 反映糖尿病肾脏病变程度 | 清晨第 2 次尿 |
| 糖化血红蛋白 | 每 3 个月查 | 反映近 3 个月血糖平均水平 | |
| 肝肾功能、血脂 | 正常者每年查异常者每 3 个月查 | 反映肝肾功能和血脂情况 | 早晨空腹抽血 |
| 眼底检查 | 每 6~12 个月查 | 观察糖尿病眼底病变进展 | |
| 眼底照相 | 每 6~12 个月查 | 观察糖尿病眼底病变进展 | 需散瞳 |
| 四肢多普勒血流图 | 每 6~12 个月查 | 评价下肢动脉血管狭窄程度 | 肌电图 |
| 心电图 | 每 3~6 个月查 | 了解心脏情况 | |
| 足部检查 | 每天自查 | 及时发现足部破溃等 | |
| 足病专科检查 | 每 6~12 个月查 | 预防糖尿病足发生 | |
| 体重指数 | 每年计算 1~2 次 | 判断超重或肥胖 | 体重（kg）/身高的平方（m²） |
| 血压 | 至少每月 1 次 | 了解血压波动情况 | 固定时间、部位、血压计 |

## （七）做好用药管理需要注意的环节

**1. 纠正错误的传统观念**　很多病人认为一旦用了药物就必须终生服药，并且夸大药物的不良反应，所以在诊断初期迟迟不肯接受药物治疗，错过了治疗的最佳时机。因持续的高血糖会导致各种组织器官（包括心、脑、肾、视网膜等）发生不可逆的改变，是糖尿病病人致死致残的主要原因。而因药物带来的影响，在用药适应证内，一般较少出现肝肾功能损害。加强健康教育，纠正病人的错误观念，帮助病人在用药方面做好正确的选择。

**2. 糖尿病治疗关键在于"五驾马车齐驾驭"**　糖尿病除了药物治疗以外，还有非药物治疗，包括饮食控制、合理运动、血糖监测、情绪控制和健康教育等，其中饮食和运动是治疗的基础，生活方式不健康并不是糖尿病的起因，但可以诱发糖尿病的发生和促进糖尿病的发展。病人在相对固定的治疗方案下，做好合理膳食、规律运动，有助于血糖的控制。

**3. 强调药物的持续效应**　病人血糖得到控制后身体的症状就会消失，有的病人误以为已经治愈了就自行减量，有的病人尝试着间断性地停药，使

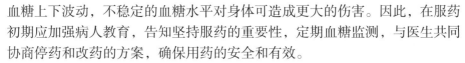
血糖上下波动，不稳定的血糖水平对身体可造成更大的伤害。因此，在服药初期应加强病人教育，告知坚持服药的重要性，定期血糖监测，与医生共同协商停药和改药的方案，确保用药的安全和有效。

**4. 处理漏服药物的技巧**

（1）漏服药物不要急着补，一日一次的药物发现漏服可以及时补一粒，而一日多次服用的药物需要在下一餐前测血糖，视血糖补药。餐前服用的药物在吃完才想起来，如果近期都处于高血糖状态，可以及时补服。但已经快接近下一餐的时间，近期血糖在正常范围内可以不补。

（2）建议病人把每天的药物放在药盒里，贴上醒目的标签放于餐桌上、碗柜里便于看见，用设置闹钟的方式提醒服药，或者直接将药盒放在餐桌上即时提醒。

（贾　芸）

# 第五章
# 痛风的健康管理

## 【学习目标】

**识记：**

1. 能正确简述痛风的诱因及好发人群。
2. 能正确陈述痛风的临床诊断。
3. 能正确阐述痛风的治疗原则。

**理解：**

1. 能用自己的语言正确解释痛风的临床表现。
2. 能举例说明尿酸控制的方法。
3. 能结合实际阐释痛风的药物治疗及护理。

**运用：**

1. 能运用本章所学知识，阐明痛风病人的自我监测方法。
2. 能根据所给案例，结合临床实际制订一份痛风病人的饮食及运动管理方案。

---

## 案例

视频：认识痛风

**问题与思考：**

　　1. 案例中小张的哪些生活方式是导致其患上痛风的主要因素？

　　2. 除了这些不良的生活方式，还有哪些其他因素会导致痛风发生？

　　"痛风"一词由来已久，最早出现在南北朝的医学典籍里，因其疼痛快如一阵风而得名。近年来，随着人们生活水平的不断提高及饮食结构的改变，高嘌呤、高蛋白和高脂肪食物的大量摄入，痛风的发病率明显升高。据2020年全球痛风流行病学数据显示，全球痛风发病率呈现逐年升高和年轻化趋势。不同国家和地区的患病率各不相同。全球范围内，高尿酸血症患病率为2.6%～36.0%，痛风患病率为0.03%～15.3%。痛风在欧洲的患病率为0.9%～2.5%；美国的患病率为2.64%～3.76%。我国尚缺乏全国范围的流行病学调查资料，2015年一项Meta分析结果显示，我国高尿酸血症总体患病率为13.3%，痛风总体患病率为1.1%。

# 第一节　痛风的识别

## （一）什么是痛风？

　　痛风属于代谢性疾病，早在公元前500年，希腊医学家希普森就对痛风病的症状体征进行了描述。"痛风"一词起源于拉丁文的词汇"滴"（gutta）。在古代，人们认为痛风是由于恶性液体滴入了衰弱的关节引起的。当然这种认识在今天看来是不正确的，是没有理论依据的。随着科学的发展，现在已经明确痛风是由于嘌呤这种物质长期代谢紊乱，尿酸排泄减少，从而引起血液中的尿酸增高，使身体发生变化的一组异质性（在性质上并不完全一致）疾病。

　　痛风是一种单钠尿酸盐（MSU）沉淀在关节所致的晶体相关性关节病，其与嘌呤代谢紊乱和/或尿酸排泄减少所致的高尿酸血症直接相关，属于代谢性风湿病范畴。除关节损害，痛风病人还可伴发肾脏病和其他代谢综合征的表现，如高血压、糖尿病、冠心病和高脂血症等。

## （二）为什么会患上痛风？

　　通常痛风是由于人体内的尿酸过高而引起的，人们常说的"高尿酸血症"一词，其实就是痛风的一个生化标志。

　　尿酸是一种嘌呤代谢的最终产物，主要来自食物的摄入和体内细胞的代谢。它没有生理功能，需要排出体外。尿酸的排泄主要通过肾脏，正常情况下，人体约 2/3 的尿酸是通过肾脏排泄的，其余的 1/3 则通过肠道和细胞内分解。

在人们的血液中，尿酸通过生成和排泄间的平衡，保持一定的浓度。一旦尿酸水平过高，就会沉积在身体各器官组织中，形成尿酸盐沉积，继而导致痛风。而体内尿酸升高的原因大致分为两种：一是尿酸产生过多，这主要是由先天性代谢异常、淋巴增生疾病等原因造成的；二是尿酸无法正常排出而蓄积在人体内，其原因包括肾功能障碍和某些药物的作用，这也是导致高尿酸血症的主要原因。

但是需要强调一个概念，高尿酸血症并不等于痛风。临床上，并非所有的高尿酸血症病人都会发生痛风。

## （三）哪些人群容易发生痛风？

1. **男性**　据国家风湿病数据中心网络注册及随访研究的阶段数据显示，痛风病人男女比例为 15∶1，平均年龄 48.28 岁。女性痛风多发生于绝经后，主要因为雌激素具有促进尿酸排泄功能。

2. **肥胖**　体重增加是痛风发生的独立危险因素，体重减轻则有保护作用。研究显示，50% 以上的痛风病人伴有超重或肥胖，其中，体重指数与痛风的发病率呈正相关，腹型肥胖亦可增加痛风发病风险。

3. **不良饮食习惯**　指大量摄入红肉、加工肉类、炸薯条、甜食、精粮等。研究显示，DASH 饮食（大量摄入水果、蔬菜、坚果、豆类、低脂奶、全麦/杂粮）明显降低痛风发生率。

4. **酒精摄入**　酒精是导致痛风发作的风险因素之一。酒精导致尿酸水平升高的原因是：①酒精代谢增加三磷酸腺苷消耗，导致尿酸增加；②酒精导致血清乳酸升高，尿酸排泄减少；③酒精中含嘌呤，导致尿酸增加。不同酒类对痛风的影响有差异，啤酒和烈性酒可增加痛风发作风险，目前关于红酒的证据尚少。

## （四）如何诊断痛风？

目前，广泛认可的诊断痛风标准是美国风湿病学会 1997 年痛风分类标准和 2015 年美国风湿病学会和欧洲抗风湿病联盟共同制定的痛风分类标准。综合国际指南推荐意见，痛风诊断均以关节穿刺液镜检发现单钠尿酸盐作为"金标准"，结合临床表现、影像学检查辅助诊断，同时筛查高尿酸血症的危险因素，并对痛风病人的相关并发症进行系统评估。需注意，虽然血尿酸水平可作为痛风诊断的参考指标之一，是痛风的基础，但并非所有高尿酸血症病人都会出现痛风；痛风发作期间血尿酸也可能正常，也不能以此排除痛风诊断。近年来，推荐高频超声、双能 CT 等影像学检查手段，可发现无症状高尿酸血症病人关节和周围组织尿酸盐晶体沉积和骨侵蚀现象。2019年中国高尿酸血症与痛风诊疗指南推荐对无症状高尿酸血症病人，如影像学检查发现尿酸钠警惕沉积和 / 或痛风性骨侵蚀，可诊断为亚临床痛风，并启动治疗。

视频：痛风的诊断

## （五）血尿酸检查有哪些注意事项？

抽血前一天避免高嘌呤饮食并禁止饮酒，要求在清晨空腹时抽血送检；在抽血前一周，停服促进尿酸排泄药物，如水杨酸类药物、降压药及利尿药等；抽血前避免剧烈运动，如奔跑或快速登高等；由于血尿酸有时呈波动性，如临床高度怀疑时，应重复多次检查。

## （六）如何识别痛风？

痛风病人常被误诊为类风湿关节炎，下面就简单介绍一下类风湿关节炎与痛风性关节炎有何不同。

类风湿关节炎常呈慢性过程，约 10% 的病例在关节附近有皮下结节，易与不典型痛风性关节炎混淆，其鉴别要点如下：

1. 痛风好发于中、老年男性，发病急骤，疼痛剧烈，多在夜间突然关节疼痛或加重，首发症状常为第一跖趾关节红肿热痛，早期发作疼痛常可自行缓解，间歇期良好，但关节炎可长期反复发作。类风湿关节炎则好发于青年女性，常缓慢起病，多呈进行性间歇加重。

2. 类风湿关节炎常表现为多发性、对称性的趾 / 指小关节疼痛及梭形肿胀。这些关节包括双侧近端指间关节、掌指关节、腕关节、肘关节、膝关节、踝关节和跖趾关节，晚期会有关节僵硬、畸形和肌肉萎缩，罕见单个急性关节炎。痛风性关节炎临床特征具有单侧和不对称性的特点。

3. 类风湿关节炎，病人受累关节有明显的晨僵，时间往往超过 1 小时。痛风性关节炎无晨僵的特点。

4. 痛风性关节炎病人的类风湿因子呈阴性，血尿酸升高，关节液经检查有尿酸盐结晶。类风湿关节炎活动期的类风湿因子呈阳性，而尿酸正常，关节也无尿酸盐结晶。

5. 类风湿关节炎 X 线表现关节面粗糙，软骨下囊性破坏，关节间隙变窄，甚至关节面融合，骨质普遍疏松。而痛风表现为骨皮质下囊肿样缺损性改变。

6. 类风湿关节炎用秋水仙碱无明显的镇痛作用，痛风性关节炎用秋水仙碱有特效。

痛风性关节炎，既可以表现为类风湿因子阳性，也可合并类风湿关节炎和系统性红斑狼疮。遇到这种复杂病例，须仔细鉴别。对高度怀疑者可做诊断性治疗。若出现夜间突发小关节剧痛，尤其是跗趾或跗指关节受累这一特点，应及时化验尿常规和血尿酸，避免误诊。应强调的是类风湿因子阳性虽对类风湿关节炎有重要的诊断价值，但特异性较差。

此外，还有假性痛风也易被误认为痛风。假性痛风是由焦磷酸钙双水化物结晶沉积于关节软骨及其周围组织诱发引起的关节炎，又可称为焦磷酸钙双水化物沉积症或软骨钙化症。因其在 1961 年研究痛风性关节炎时发现，且症状类似痛风而得名。假性痛风虽与痛风急性发作有颇多相似之处，但前者为焦磷酸钙结晶沉积关节而引起，且女性略多于男性，好发年龄为 60 岁以上，多见于膝关节，血尿酸一般处于正常水平，临床上也应注意鉴别。

# 第二节　痛风的发展

## （一）高尿酸就是痛风吗？

高尿酸血症和痛风是一个连续、慢性的病理生理过程，属于同一疾病的两种不同状态。高尿酸血症是指正常饮食状态下，无论男女，在非同日两次血尿酸检测，血尿酸水平＞420μmol/L；痛风是指由于血尿酸超过其在血液或组织液中的饱和度，在关节局部形成尿酸钠结晶沉积，而引起局部炎症反应和组织损害等临床症状。有相当一部分高尿酸血症病人可能终身不出现关节炎等症状，称为无症状高尿酸血症病人。

## （二）痛风是如何发展的？

痛风和高尿酸血症的临床病程分为无症状高尿酸血症期、急性发作期、发作间歇期和慢性痛风石病变期。2018 版欧洲抗风湿病联盟（EULAR）痛风诊断循证专家建议更新中，推荐将痛风的病程分为临床前期和痛风期，其中临床前期分为无症状高尿酸血症（无晶体沉积）和无症状 MSU 晶体沉积

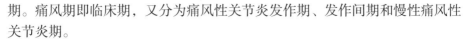

期。痛风期即临床期，又分为痛风性关节炎发作期、发作间期和慢性痛风性关节炎期。

1. **急性发作期** 典型的痛风通常发作在夜间，起病急骤。多数病人无前驱症状，部分可有疲乏、全身不适或关节局部刺痛等先兆。受累关节和周围软组织红肿、皮温升高和疼痛。疼痛逐渐加剧，呈撕裂样、刀割样或咬噬样，约12小时达高峰，多于数日至2周内自行缓解。痛风好发于下肢，单关节受累，首次发作50%以上发生于第一跖趾关节，也可出现在下肢（足背、足跟、踝、膝关节），有时也可累及关节周围滑囊、肌腱、腱鞘。随着病程进展，受累关节逐渐增多，也可累及关节周围滑囊、肌腱、腱鞘等部位。部分严重者发作时，可伴有全身症状，如发热、寒战、乏力、心悸等。

2. **发作间歇期** 是指两次发作的间隔时间，急性期发作缓解后，一般无明显后遗症，偶有炎症区皮肤色素沉着。间歇期时长不定，初次发作后1~2年内复发，随着病情的进展，发作间隙期会逐渐缩短，部分可能出现发作后关节肿痛持续存在。

3. **慢性痛风石病变期** 如果长期血尿酸显著升高未得到控制，就会出现皮下痛风石和慢性痛风石关节炎，两者可同时存在。皮下痛风石是痛风的特征性损害，当血尿酸浓度过高，析出的尿酸盐结晶，会沉积在关节、肌腱和关节周围软组织，造成病理学改变，形成痛风石。表现为皮下隆起的大小不等的黄白色赘生物，破溃后排出白色粉状或糊状物，不易愈合，常见于耳郭，也可出现在发病关节周围、鹰嘴、跟腱、髌骨滑囊等处。慢性痛风石关节炎是关节内沉积大量MSU晶体导致痛风石形成，表现为持续关节肿痛、压痛、畸形和功能障碍。

## （三）痛风会引起肾脏问题吗？

是的。肾脏病变是痛风的常见共患疾病。有研究显示，血尿酸水平每升高60μmol/L，慢性肾病病人的全因死亡风险就增加约8%。高尿酸血症引起肾脏疾病的机制是，血尿酸水平升高导致尿酸盐沉积于肾脏，引起急、慢性尿酸盐肾病和尿酸性尿路结石等。

1. **急性尿酸盐肾病** 当体内尿酸水平急剧升高，大量尿酸结晶沉积于肾小管和集合管，造成急性尿路梗阻。表现为急性少尿、无尿，甚至急性肾衰竭，可见大量尿酸结晶。

2. **慢性尿酸盐肾病** 右侧痛风性肾病，是持续尿酸钠结晶沉积在远端集合管和肾间质，激活局部肾素-血管紧张素-醛固酮系统，继而引起肾小球压力增高等病理改变，导致慢性尿酸盐肾病。表现为夜尿增多，晚期可出现肾功能不全表现，如高血压、水肿等。

3. **尿酸性尿路结石** 尿酸浓度过饱和时，在泌尿系统沉积并形成结石。结石造成尿路梗阻时可引起肾绞痛、血尿和排尿困难，严重者继发泌尿系统感染、肾盂扩张积水等。

### （四）痛风还和哪些疾病有关联？

1. **高血压** 高血压是高尿酸血症的第一大共患疾病。尿酸水平升高会增加高血压病人心血管疾病和糖尿病的发生率；反之，高血压会增加痛风急性发作的风险。临床推荐，痛风或高尿酸血症合并高血压病人应优先选择不影响或者降低血尿酸水平的降压药，如氯沙坦、硝苯地平等。需要注意的是，部分降压药，如噻嗪类利尿剂、部分钙通道阻滞剂和 β 受体拮抗剂等，可通过抑制肾脏排泄尿酸，反而加重高尿酸血症。

2. **糖尿病** 糖尿病是高尿酸血症和痛风病人的常见并发症之一。26% 的痛风病人合并有糖尿病，远高于非痛风病人。由于高尿酸血症和糖尿病的发生都与饮食、酒精摄入等危险因素相关，因此很难理清两者的因果关系。痛风合并糖尿病病人在进行降尿酸治疗的同时，要注意降糖药物的选择。由于胰岛素分泌可导致血尿酸水平升高，因此，痛风病人选择降糖药物时应尽可能避免选择胰岛素升高型药物，如双胍类、噻唑烷二酮类和 - 糖苷酶抑制剂等药物。

3. **缺血性卒中** 血尿酸水平和神经系统疾病也有复杂的关联性。已有证据表明高尿酸血症促进了缺血性卒中的发生，并与其预后不良相关。

视频：痛风对肾脏的损伤

# 第三节 痛风的防治

### （一）痛风如何预防？

痛风虽然与遗传有密切的关系，但后天性的一些因素对促使痛风的发生有重要影响。因此，痛风亦应在发病之前就进行预防。

首先，应注意自身身体变化，对于 40 岁以上的男性，尤其是肥胖者，应每隔半年到一年检查一次血尿酸，以及时发现早期高尿酸血症。一旦发现血尿酸高于正常值或在正常的上限，应至专科就诊，在医生指导下制订治疗方案，将尿酸水平控制在理想范围。

其次，痛风是一种代谢性疾病，与日常饮食关系非常密切。所以，健康饮食对预防痛风至关重要。平时应避免暴饮暴食，尽量避免吃嘌呤含量较高的食物，一日三餐不宜过饱，也不要随意增加进餐次数。多饮水，保持每日充足的尿量，多饮碱性饮料，戒烟戒酒。

再者，平时应劳逸结合，生活规律，按时作息，锻炼身体，保持理想体重，避免超重或肥胖。

对于从事脑力劳动及各办公室工作的人员，应避免长时间地持续用脑或久坐。每日应安排一定时间的运动和体力活动，并要持之以恒。另外，也应慎用抑制尿酸排出的药物。

## （二）痛风会遗传吗？

目前已有证据显示，高尿酸血症和痛风是遗传和环境因素共同作用下发生的疾病，是一种多基因相关的疾病，具有一定的家族聚集性。近年来，通过遗传关联分析已发现了约 30 个与尿酸代谢异常相关的易感基因。人群队列的基因关联研究发现，20% 的痛风病人存在家族史。遗传学研究也表明，双胞胎的高尿酸血症遗传可能性为 45%～73%。除了遗传易感基因外，高尿酸血症和痛风的发病还受到外部环境因素的影响，尤其是痛风的发生与环境因素的关系更密切。研究显示，高尿酸血症和痛风发病的遗传因素与环境因素两者所占比例约 55%：45%。

## （三）痛风急性发作期该怎么治疗？

急性期治疗的原则是尽快止痛和控制关节炎症状。急性期卧床休息，抬高患肢，必要时可采用冰敷，但不可在此期间进行患肢按摩和热敷，可能导致血管扩张，加重局部肿胀和疼痛。推荐尽早（发作后 24 小时内）开始使用药物。一线治疗药物有秋水仙碱和非甾体抗炎药，若病人存在治疗禁忌或治疗效果不佳时，可考虑短期使用糖皮质激素，也可联合用药治疗。

1. **秋水仙碱**　建议应用低剂量秋水仙碱，在痛风急性发作 12 小时内用药效果最佳，超过 36 小时疗效明显下降。起始剂量 1mg 口服，此后 0.5mg，每天 2 次。秋水仙碱的副作用较大，可引起肝肾功能损害和骨髓抑制，因此，肾功能受损病人慎用，透析病人禁用；同时，定期监测肝肾功能及血常规。该药会造成胃肠道不良反应，如腹泻、恶心、呕吐。

2. **非甾体抗炎药**　尽早应用足量速效剂型非甾体抗炎药，包括非特异性环氧化酶（COX）抑制剂和特异性 COX-2 抑制剂。非特异性 COX 抑制剂需注意消化道溃疡、出血、穿孔等胃肠道风险；特异性 COX-2 抑制剂的胃肠道风险低于非特异性 COX 抑制剂，但活动性消化道出血、穿孔仍是用药禁忌。

**3. 糖皮质激素**　用于伴有全身症状者、秋水仙碱和非甾体抗炎药使用无效或禁忌，或肾功能不全病人。一般推荐使用泼尼松，但该药不宜长期使用。应用糖皮质激素注意高血压、高血糖、高血脂、水钠潴留、感染、胃肠道风险、骨质疏松等不良反应。

## （四）哪些人需要降尿酸药物治疗？

目前，中国指南推荐，以下人群应立即开始药物降尿酸治疗：①痛风性关节炎发作 2 次；②痛风性关节炎发作 1 次且同时合并以下任何一项：年龄 <40 岁、血尿酸 >480μmol/L、有痛风石、尿酸性肾石症或肾功能损害、高血压、糖耐量异常或糖尿病、血脂紊乱、肥胖、冠心病、卒中、心功能不全。2020 年美国风湿病学会痛风治疗指南提出使用药物进行降尿酸治疗的适应证，包括强烈推荐、选择性推荐和选择性不推荐 3 个等级。①对有 ≥1 个痛风石、出现影像学损伤或痛风频繁发作（≥2 次 / 年）的病人，强烈建议开始降尿酸治疗。②对既往曾出现过 1 次以上痛风发作，但发作频率 <2 次 / 年的病人，选择性建议起始降尿酸治疗。③对于首次痛风发作，并伴有慢性肾脏病（chronic kidney disease，CKD）3 期及以上，血尿酸 >540μmol/L，或肾结石病人，选择性推荐开始降尿酸治疗。④对于无症状的高尿酸血症病人，选择性地建议不要开始降尿酸治疗。

## （五）如何降尿酸治疗？

选择高尿酸血症和痛风降尿酸药物应个体化，综合考虑药物适应证、禁忌证和高尿酸血症分型。目前，国内推荐痛风病人降尿酸治疗的一线用药有别嘌醇、非布司他或苯溴马隆；推荐无症状高尿酸血症病人降尿酸治疗的一线用药为别嘌醇或苯溴马隆。其中，别嘌醇和非布司是通过抑制黄嘌呤氧化活性，抑制尿酸合成；苯溴马隆是通过抑制肾小管尿酸转运蛋白 -1 抑制肾小管尿酸重吸收，从而促进尿酸排泄，达到降低血尿酸水平效果。

**1. 别嘌醇**　建议从小剂量起始，每 4 周左右监测血尿酸水平，未达标者可递增。肾功能不全病人需谨慎，增加剂量亦缓慢，严密监测皮肤改变和肾功能水平。由于使用别嘌醇可能出现嘌醇超敏反应，致死率高达 30%。别嘌醇超敏反应与 HLA-B5801 有显著相关性，且 10%～20% 东南亚裔人群携带该基因型。美国风湿病学会推荐东南亚裔（如中国汉族、朝鲜、泰国等）人群和非裔美国病人在使用别嘌醇降尿酸治疗前，进行 HLA-B5801

基因检测。

**2. 非布司他**　每4周左右监测血尿酸水平，尤其适用于慢性肾功能不全病人，轻中度肾功能不全者无须调整剂量，重度肾功能不全者慎用。基于非布司他心血管安全性研究提示，该药可能增加潜在的心血管风险，建议合并心脑血管疾病的老年人谨慎使用，并随访监测。

**3. 苯溴马隆**　每4周左右监测血尿酸水平，未达标者可递增。不推荐尿酸合成增多或有肾结石高危风险者使用。使用苯溴马隆期间，应注意大量饮水及碱化尿液，避免尿酸盐浓度过高在尿液中生成尿酸结晶。建议在服用期间密切监测肝功能，合并慢性肝病病人谨慎使用。

## （六）降尿酸治疗的控制目标是多少？

控制血尿酸水平可以减少尿酸盐结晶沉积，加速痛风石和尿酸盐结晶的溶解。2016年，全球首个痛风达标治疗推荐（Treat-to-target, T2T）问世。持续达标治疗是痛风病人最佳预后的关键，痛风病人降尿酸治疗目标是血尿酸<360μmol/L，并且长期维持。如果病人出现痛风石、慢性痛风性关节炎或者痛风性关节炎频繁发作，那降尿酸治疗目标要求血尿酸<300μmol/L，直至痛风石完全溶解且关节炎频繁发作症状改善，可将治疗目标再改为血尿酸<360μmol/L，并长期维持。需要注意的是，正常范围水平的尿酸也有重要的生理功能，血尿酸过低可能增加阿尔茨海默病、帕金森病等神经退行性疾病发生风险，因此降尿酸治疗时血尿酸不应低于180μmol/L。

# 第四节　痛风的护理

## （一）高尿酸血症和痛风病人的膳食原则是什么？

2017年8月1日，国家卫生和计划生育委员会出台了高尿酸血症与痛风病人膳食指导，适用于对未合并肾功能不全等疾病的成年高尿酸血症及痛风病人进行膳食指导。

**1. 总体原则**　基于个体化原则，建立合理的饮食习惯及良好的生活方式，限制高嘌呤动物性食物，控制能量及营养素供能比例，保持健康体重，配合规律降尿酸药物治疗，并定期监测随诊。

**2. 建议避免的食物**　应避免食用肝脏和肾脏等动物内脏，贝类、牡蛎和龙虾等带甲壳的海产品及浓肉汤和肉汁等。对于急性痛风发作、药物控制不佳或慢性痛风石性关节炎的病人，还应禁用含酒精饮料。

3. **建议限制食用的食物** 高嘌呤含量的动物性食品，如牛肉、羊肉、猪肉等；鱼类食品；含较多果糖和蔗糖的食品；各种含酒精饮料，尤其是啤酒和蒸馏酒（白酒）。总体饮酒量男性不宜超过 2 个酒精单位/d，女性不宜超过 1 个酒精单位/d（1 个酒精单位约合 14g 纯酒精）。1 个酒精单位相当于 ABV12% 的红葡萄酒 145ml、ABV3.5% 的啤酒 497ml 或 ABV40% 的蒸馏酒 43ml。

4. **建议选择的食物** 脱脂或低脂乳类及其制品，每日 300ml；蛋类，鸡蛋每日 1 个；足量的新鲜蔬菜，每日应达到 500g 或更多；鼓励摄入低 GI（血糖生成指数）的谷类食物；充足饮水（包括茶水和咖啡等），每日至少 2 000ml。

5. **体重管理** 超重或肥胖的病人应缓慢减重达到并维持正常体重。

## （二）痛风病人饮水有什么要求？

增加饮水量可作为痛风者非药物治疗的措施之一。饮水量不足与高尿酸血症存在相关性，增加饮水量可减少痛风发作次数，降低血尿酸水平，增加排尿量从而促进肾脏排泄尿酸，减少尿酸盐结晶沉积。无肾脏病、心力衰竭等禁忌的情况下，痛风病人饮水建议：①每日饮水总量 2～3L，保证每日尿量约 2L，尿酸碱度 6.3～6.8，有利于尿酸排泄；②分次饮水，建议早、午、晚各有 1 次 500ml 左右的饮水；③可选择小分子弱碱性水，可促进尿酸排泄；④饮用柠檬水有助于降尿酸。

## （三）日常食物的嘌呤含量是多少？

日常食用食物的嘌呤含量见下表 5-1。

表 5-1 日常食用食物的嘌呤含量

| 食物名称 | 嘌呤含量/（mg·kg$^{-1}$） | 食物名称 | 嘌呤含量/（mg·kg$^{-1}$） |
| --- | --- | --- | --- |
| 鸭肝 | 3 979 | 河蟹 | 1 470 |
| 鹅肝 | 3 769 | 猪肉（后臀尖） | 1 378.4 |
| 鸡肝 | 3 170 | 草鱼 | 1 344.4 |
| 猪肝 | 2 752.1 | 牛肉干 | 1 274 |
| 牛肝 | 2 506 | 黄花鱼 | 1 242.6 |
| 羊肝 | 2 278 | 驴肉加工制品 | 1 174 |
| 鸡胸肉 | 2 079.7 | 羊肉 | 1 090.9 |
| 扇贝 | 1 934.4 | 肥瘦牛肉 | 1 047 |
| 基围虾 | 1 874 | 猪肉松 | 762.5 |

## （四）痛风病人在饮食上需要注意什么？

痛风病人饮食管理的建议：多饮水少喝汤，即每日饮水量应大于2 000ml，以利于尿酸的排出，预防尿酸肾结石的产生；多吃蔬菜少吃饭，尤其是绿叶菜，大多是嘌呤含量低的食物，有利于减少嘌呤的摄入量，同时增加维生素 C 和纤维素的补充；控制能量摄入，防止超重或肥胖，使体重达到理想或低于理想的水平；多吃碱少吃酸，多吃碱性食物，少吃酸性食物。

视频：痛风的饮食管理

痛风病人能喝肉汤吗？许多痛风病人因为害怕摄入嘌呤过多不敢吃鱼、肉，而只喝汤，认为汤中嘌呤含量不高，其实这种观点是错误的。嘌呤易溶于水中，肉禽煮汤后有 50% 的嘌呤可溶于汤内。所以痛风病人可以吃少量煮过的肉类，但尽量不吃嘌呤含量较高的鸡汤、肉汤，尤其是火锅汤，由于火锅原料主要是动物内脏、虾、贝类、海鲜等，嘌呤含量很高，可以大量地溶解在火锅汤内。如果在吃火锅时，吃了许多嘌呤含量很高的食物，再加上畅饮啤酒，无疑等于"火上浇油"了。调查表明，吃一次火锅比一顿正餐摄入的嘌呤含量高 10 倍，甚至数十倍。一瓶啤酒，可使血尿酸升高 1 倍。因此，患了痛风切记要少喝汤或不喝汤。

与许多动物内脏相比，猪肉、牛肉中嘌呤含量相对较少，属于中等嘌呤食物。在痛风的急性发作期，为了迅速地降低体内尿酸的水平、缓解疾病症状，此时是不宜吃肉的。但是肉类食物的营养成分很高，含有丰富的动物蛋白质，尤其含有人体不能够自己合成，需从食物中获得的各种必需氨基酸。因此为了长期健康的需要，在痛风缓解期可适量食用肉类，但每次进食的量都不宜过多，不可暴饮暴食。

## （五）痛风病人的运动有什么要求吗？

运动是高尿酸血症和痛风病人的非药物治疗措施之一。推荐高尿酸血症和痛风病人适当运动可作为非药物治疗措施之一，并遵循下列原则：①建议规律锻炼。②运动应从低强度开始，逐步过渡至中等强度，避免剧烈运动。剧烈运动可增加出汗，血容量、肾血流量减少，尿酸排泄减少，甚至诱发痛风发作。痛风急性期应中断锻炼。③运动次数 4～5 次 / 周为宜，每次 0.5～1 小时，可采取有氧运动，如慢跑、太极拳等。④运动期间或运动后，适量饮水，促进尿酸排泄。避免快速大量饮水，以免加重身体负担。因低温容易诱发痛风急性发作，运动后应避免冷水浴。⑤有基础疾病者，适度降低运动强度和缩短运动时间。

视频：痛风病人的运动指导

### （六）为什么痛风病人还要定期监测血压？

有关痛风与心血管疾病之间的研究已有 100 多年的历史。大量文献报道，痛风病人常常伴有高血压。高血压是继糖尿病之后，痛风病人容易并发的疾病之一，这是因为痛风病人大多肥胖，由于动脉硬化进展而发病。一项研究发现，尿酸水平每增加 59.5μmol/L，发生高血压的危险增加 23%，提示基础血尿酸水平是高血压发病的最强的独立预测危险因素。尿酸是老年单纯收缩压增高病人心血管事件的独立危险因素。心血管疾病常与高尿酸血症或痛风伴发，20%～50% 的痛风病人有高血压，而在高血压病人中 30% 有高尿酸血症。

由于高血压通常与高尿酸水平相关。一些研究提示，高尿酸可能是导致高血压的原因之一。痛风性高血压是继发于尿酸结晶沉着导致的肾损害，即所谓的痛风肾。由于尿酸盐的溶解性较低，可使肾锥体部位出现对结晶的炎性反应，而后影响到血压调节。高血压病人如发生高尿酸血症，其血尿酸水平常和肾血流动力学有关，能反映高血压病引起的肾血管损害程度，并可作为肾硬化的一个血流动力学指标。病程越长，尿酸越高，病情越重，肾血流的损害越重。从降尿酸治疗的角度看，降低尿酸水平的药物别嘌醇，仅仅对早期高血压病人有效而对血管壁已经形成硬化的病人则无效。从控制高血压发生的生物化学因素的角度看，似乎为治疗高血压提供了一种新的潜在的治疗方法。

痛风病人如合并高血压，可影响尿酸排泄，使高尿酸血症更加明显，其机制可能是高血压本身有引起肾功能减退的趋向，进而影响肾排泄尿酸的功能。高尿酸血症可出现于未治疗的高血压病人，它反映肾血流量下降。高血压引起不同程度的动脉粥样硬化，与肾硬化共同导致肾血流的降低和恶化，从而加重了高尿酸病情的发展。高血压病人血尿酸水平常高于正常人，约 25% 未经治疗的高血压病人伴高尿酸血症。使用利尿剂治疗的病人中有40% ~ 50% 的病人伴高尿酸血症。高尿酸血症伴高血压或痛风病人在选择抗高血压药物时，必须考虑到高尿酸血症或痛风及高血压均对肾脏有损害。故建议使用对肾脏有保护作用的血管紧张素 I 转化酶抑制剂或血管紧张素 II 受体拮抗剂。有报道认为，氯沙坦能够在降低血压的同时，降低血尿酸水平，其降压作用平稳、持久，对心率、血糖、血脂无明显影响，对心脏、血管、脑、肾脏有保护作用。

（袁晓玲）

# 第六章
## 桥本甲状腺炎的健康管理

【学习目标】

**识记:**

1. 能正确简述桥本甲状腺炎的病因及好发人群。
2. 能正确简述桥本甲状腺炎的定义。
3. 能正确阐述桥本甲状腺炎的诊断原则。
4. 能正确阐述桥本甲状腺炎的治疗原则。
5. 能正确描述影响桥本甲状腺炎预后的因素。

**理解:**

1. 能正确阐述桥本甲状腺炎的临床表现。
2. 能阐述由桥本甲状腺炎引发的甲状腺功能亢进的临床表现。
3. 能阐述由桥本甲状腺炎引发的甲状腺功能减退的临床表现。
4. 能结合实际阐释伴有甲状腺功能亢进的桥本甲状腺炎病人的护理。
5. 能结合实际阐释伴有甲状腺功能减退的桥本甲状腺炎病人的护理。

**运用:**

1. 能运用本章所学知识,制订桥本甲状腺炎病人的饮食护理和药物护理计划。
2. 能根据所给案例,结合临床实际制订一份桥本甲状腺炎病人的护理处方。

案例

视频：识别桥本甲状腺炎

**问题与思考：**

小乔的哪些症状提示其患了甲状腺功能亢进症、桥本甲状腺炎？

甲状腺是人体最表浅的内分泌腺体，也是人体内最大的内分泌腺。它主要负责甲状腺激素的合成、转运和代谢，帮助人体产热，调节机体的生长、发育及组织分化等作用。自身免疫性甲状腺炎是最常见的甲状腺疾病之一，它主要包括桥本甲状腺炎、萎缩性甲状腺炎、无症状性甲状腺炎和产后甲状腺炎。

其中，桥本甲状腺炎（hashimoto thyroiditis，HT）又称慢性自身免疫性甲状腺炎或慢性淋巴细胞性甲状腺炎，此疾病占甲状腺疾病的20%～25%，可发生在任何年龄段，男女比为1：（9～10），多发于30～50岁女性。近年来其发病率逐年增高，国外报告患病率为3%～4%；我国学者报告患病率为1.6%，发病率为6.9/1000。桥本甲状腺炎的患病率一般随着年龄的增加而升高，但这些年已呈现低龄化的趋势，儿童中也有发生。同时，桥本甲状腺炎也是除了甲状腺手术、甲状腺功能亢$I^{131}$治疗以外，引发甲状腺功能减退症的最主要原因。

# 第一节　桥本甲状腺炎的识别

## （一）什么是桥本甲状腺炎？

桥本甲状腺炎又称慢性自身免疫性甲状腺炎或慢性淋巴细胞性甲状腺炎或桥本病，是一种常见的自身免疫性甲状腺疾病。1912年，日本学者桥本策最先在他的论文中，描述了桥本甲状腺炎的病理表现，即弥漫性淋巴细胞浸润和甲状腺纤维化，伴有不同程度的甲状腺滤泡细胞萎缩和嗜酸样变。1931年，Graham和McCullagh第一次用术语"桥本"作为一篇文章的标题。1939年，英国著名的甲状腺外科医生Cecil Joll创造了术语"桥本病"。

作为一种常见的自身免疫性甲状腺疾病，桥本甲状腺炎起病隐匿，发展缓慢，病程较长。其病理上是以甲状腺实质淋巴细胞浸润和甲状腺纤维化为特征，血清中存在高血清浓度的甲状腺过氧化物酶（thyroid peroxidase，TPO）抗体和甲状腺球蛋白（thyroglobulin，Tg）抗体。典型的临床表现为无痛性、弥漫性甲状腺肿大和甲状腺功能减退，其原因主要是自身免疫介导的甲状腺上皮细胞凋亡造成甲状腺的破坏，但有不少病人缺乏特异性的表现，少数病人也会出现甲状腺疼痛和压痛。

桥本甲状腺炎容易与其他自身免疫性疾病并存，如恶性贫血、系统性红斑狼疮、类风湿关节炎、干燥综合征、1型糖尿病、自身免疫性肝病、血小板减少性紫癜等。另外，桥本甲状腺炎也会增加甲状腺淋巴瘤的发病风险，因此应注意定期随访复查，及时排查有无甲状腺功能异常和甲状腺癌的发生。

## （二）为什么会患上桥本甲状腺炎？

桥本甲状腺炎的病因和发病机制尚未完全清楚，但目前认为此病是由遗传因素和多种内外环境因素影响下发生的自身免疫性甲状腺疾病，病因主要包括以下几点：

1. **遗传因素** 桥本甲状腺炎有家族聚集现象，约10%的病人有家族史，且女性多发。

2. **自身免疫反应** 此病与自身免疫疾病的发病机制密切相关。主要为Ⅰ型辅助性T淋巴细胞（Th1）免疫功能异常，病人血清中出现针对甲状腺组织的特异性抗体（TgAb或TPOAb）和甲状腺刺激阻断抗体（TSBAb）等，甲状腺组织中有大量淋巴细胞与浆细胞浸润。

3. **环境因素** 高碘摄入是桥本甲状腺炎发病的一个重要因素。随着碘摄入量的增加，桥本甲状腺炎的患病率和发病率显著增加。有研究显示在适量碘和高碘地区，桥本甲状腺炎的发病率高于低碘地区，在摄碘量低的国家，桥本甲状腺炎则比较少见。除碘外，硒元素也与甲状腺疾病关系密切。硒参与了甲状腺激素的合成、活化和代谢过程。另外，硒对免疫系统也有重要的影响，硒缺乏可能对包括细胞免疫和体液免疫在内的机体免疫功能造成不利的影响。此外，感染、性激素水平、吸烟可能与本病的发生也有关系。

## （三）如何诊断患上了桥本甲状腺炎？

桥本甲状腺炎起病缓慢，以生育期女性发病多见。临床上一般以渐进性的甲状腺功能衰竭或甲状腺肿形成或两者同时出现为特征。

甲状腺肿一般表现为双侧弥漫性、轻中度的肿大，质地较韧，表面光滑，往往无明显结节，与周围组织无粘连，可随吞咽动作而上下活动。大部分无疼痛感，偶尔会有轻压痛，易被误诊为亚急性甲状腺炎，有些病人会有咽部不适感。但也有不少桥本甲状腺炎病人没有特异性的临床表现，甲状腺不肿大甚至萎缩。

发病初期甲状腺功能多在正常范围，随着病情的发展，当甲状腺破坏达到一定程度，进入临床甲状腺功能减退期，病人会出现甲状腺功能减退的症状，如怕冷、乏力、体重增加等，血清促甲状腺激素（TSH）升高，血清FT3和FT4下降。但也有一部分病人早期由于甲状腺滤泡细胞被破坏，贮存在滤泡内的甲状腺激素入血，从而导致血清TSH下降，血清FT3和FT4上升，病人会出现"一过性甲状腺功能亢进"。

实验室检查中最突出的表现是血清中可检测到高浓度的甲状腺自身抗体，即抗甲状腺球蛋白抗体（TGAb）、甲状腺过氧化物酶抗体（TPOAb）滴度显著升高。甲状腺超声显示甲状腺肿大，回声不均，可伴多发性低回声区域或甲状腺结节。

桥本甲状腺炎的诊断方法多样，实验室检查主要是甲状腺功能、甲状腺自身抗体检查以及超声检查、细针抽吸细胞学检查等，都是行之有效的方法，特别是细针抽吸细胞学检查具有诊断简便有效、经济性好的优点。1975年，Fisher等提出5项诊断标准：①甲状腺弥漫性肿大，质地坚韧，表面不平或有结节；②TGAb、TPOAb阳性；③血TSH升高；④甲状腺核素扫描显示放射性分布不均；⑤过氯酸盐排泄试验阳性。上述5项中有2项符合者可拟诊为桥本甲状腺炎，具有4项者可确诊。我国的甲状腺诊治指南指出：凡是弥漫性甲状腺肿大，质地较韧，特别是伴峡部锥体叶肿大，不论甲状腺功能有无改变，均应怀疑桥本甲状腺炎。目前比较一致的意见是：血清TPOAb和（或）TGAb阳性，应考虑诊断桥本甲状腺炎，必要时给予甲状腺细针穿刺细胞学检查（FNAC），通过组织病理学明确诊断。

### （四）桥本甲状腺炎病人引起的甲状腺肿大有什么特点？

桥本甲状腺炎病人出现甲状腺肿大时，其病程可能已经有2～4年了。桥本甲状腺炎引起的多为双侧弥漫性甲状腺肿大，一般为轻中度增大，质地比较韧，像硬橡皮，一般没有疼痛感，偶尔会有轻压痛。颈部压迫症状通常也不明显，有些病人会有咽部不适感。

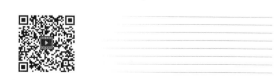

视频：桥本甲状腺炎引发的甲状腺肿大特点

## （五）桥本甲状腺炎会同时发生自身免疫性疾病吗？

桥本甲状腺炎是一种常见的自身免疫性甲状腺疾病，它容易与其他自身免疫性疾病并存，如恶性贫血、系统性红斑狼疮、类风湿关节炎、干燥综合征、1 型糖尿病、自身免疫性肝病、血小板减少性紫癜等，因此需要定期检查和随访。

视频：桥本甲状腺炎与自身免疫性疾病关系

## （六）如何识别桥本甲状腺炎引起的甲状腺功能亢进？

甲状腺功能亢进症（hyperthyroidism）是指由于各种原因导致甲状腺出现高功能的状态，产生和分泌甲状腺激素过多，造成机体各系统兴奋性增高，代谢亢进。引起甲状腺功能亢进的原因很多，最常见的是弥漫性甲状腺肿，占所有甲状腺功能亢进的 85% 以上。其他还有结节性甲状腺肿伴甲状腺功能亢进、甲状腺自主性高功能腺瘤、亚急性甲状腺炎、慢性淋巴细胞性甲状腺炎、垂体性甲状腺功能亢进和碘甲状腺功能亢进等。桥本甲状腺炎会出现甲状腺功能亢进症状，主要是由于甲状腺组织破坏、甲状腺激素释放增多而引起甲状腺功能亢进表现，甲状腺组织本身功能并不亢进，因此此类病人病史较短，甲状腺功能亢进症状持续一段时间后会减轻或消失。

甲状腺功能亢进病人的临床症状主要表现在以下几个方面：①机体高代谢的表现，如怕热多汗，乏力，食欲好、进食多，但体重反而减轻；②精神神经症状，如烦躁、易激动、失眠多梦、手抖等；③心血管系统症状，如心悸、血压升高、头晕、胸闷，尤其是剧烈运动后症状明显；④消化系统症状，如大便次数增多、稀便等。女性病人还出现月经减少、周期延长或闭经。除了以上临床症状外，甲状腺功能亢进病人还会出现甲状腺肿大、突眼、胫前黏液性水肿等体征表现。

除了以上临床表现外，还可以结合血中激素水平测定、甲状腺摄碘率、甲状腺超声等检查化验协助甲状腺功能亢进的诊断。实验室检查中，血清游离三碘甲状腺原氨酸（FT3）和游离甲状腺（FT4）增高；血清总碘甲状腺原氨酸（TT3）和总甲状腺素（TT4）增高；血清反 T3（rT3）增高；在 TSH 免疫放射测定分析（sTSH）中明显降低，而甲状腺摄碘率增高，高峰提前。

## （七）如何识别桥本甲状腺炎引起的甲状腺功能减退？

甲状腺功能减退症（hypothyroidism）是由于甲状腺激素合成和分泌减少或组织利用不足导致的全身代谢减低综合征。引起甲状腺功能减退的原因很多，其中原发性甲状腺功能减退较多见，约占甲状腺功能减退的96%，由甲状腺本身病变所引起。桥本甲状腺炎是引起甲状腺功能减退的常见原因，占原发性甲状腺功能减退的大多数。这是因为随着病情的进展，甲状腺滤泡功能逐渐减退，从而导致甲状腺功能减退的发生。

甲状腺功能减退的临床表现与甲状腺功能亢进正好相反，主要表现为：①代谢降低，交感神经兴奋性下降，如乏力、怕冷、体重增加、记忆力减退、表情淡漠、精神抑郁，可出现面色苍白，毛发稀疏，眼睑、颜面水肿；②肌肉与关节表现为肌肉软弱无力，可出现进行性肌萎缩；③心血管系统会出现心动缓慢；④消化系统病人出现食欲缺乏、畏食、腹胀，严重者出现麻痹性肠梗阻；⑤女性病人出现月经过多或闭经，严重者会出现黏液性水肿，甚至昏迷。

在实验室检查中TSH会升高，这个是甲状腺性甲状腺功能减退最早也是最敏感的指标。而T3、T4指标下降，甲状腺摄碘率显示低平。

# 第二节　桥本甲状腺炎的防治

## （一）如何治疗桥本甲状腺炎？

桥本甲状腺炎目前尚无针对病因的根治办法，治疗原则主要是根据甲状腺功能的状态和甲状腺肿的程度来决定治疗方案。

对于无明显临床症状，甲状腺肿不显著，甲状腺功能正常，仅出现抗体升高的桥本甲状腺炎，通常不需药物治疗，可随访观察，每半年至一年复查甲状腺激素水平，警惕其发展为甲状腺功能减退。同时避免高碘饮食。

对于甲状腺肿大有局部压迫或伴有甲状腺功能减退时，可给予甲状腺素治疗。一般从小剂量开始逐渐加量，直至腺体开始缩小、TSH水平降至正常。此后逐渐调整剂量至维持量，用药期间不能随意停药。多数病人需终生替代治疗。

对伴有甲状腺功能亢进的病人，可给予β受体拮抗剂治疗，必要时给予抗甲状腺药物治疗，但剂量应小，而且服药时间不宜过长，需要密切复查甲状腺功能。

此外，当出现甲状腺迅速肿大，伴有疼痛和压迫症状时，可短期用糖皮质激素治疗，症状好转后逐渐减量。因全身使用糖皮质激素不良反应较大，一般不推荐使用糖皮质激素。

桥本甲状腺炎病人一般不采取手术治疗，甲状腺明显肿大、疼痛、高度怀疑恶性病变者，有气管压迫者，以及经内科治疗无效者可以考虑手术切除。

通常经内科治疗后，桥本甲状腺炎病人肿大的甲状腺可逐渐恢复正常，质韧的甲状腺可能变软，但甲状腺抗体滴度却可能长期保持较高的水平。

## （二）桥本甲状腺炎需要手术治疗吗？

桥本甲状腺炎治疗中，一般很少需要手术，只有在内科药物治疗之后，仍有明显的甲状腺肿大、甲状腺压迫症状，且存在甲状腺恶性病变可能的情况，可考虑采取手术方法治疗。由于手术治疗后，甲状腺功能会出现不可逆的减退，所以为了降低术后甲状腺功能减退的发生，多数病人一般采用部分切除。桥本甲状腺炎外科手术指征：①甲状腺弥漫性肿大，合并单发结节，且有压迫症状者；②单发结节为冷结节，可疑恶性病变者；③颈部淋巴结肿大并有粘连，FCNA 或组织活检证实为恶性病变者；④甲状腺明显肿大，病史长，药物治疗效果不佳，本人要求手术者；⑤甲状腺素治疗 2~3 个月无效，甲状腺缩小不明显并有压迫者。

## （三）影响桥本甲状腺炎预后的因素有哪些？

桥本甲状腺炎的部分病人症状可自行缓解，增大的甲状腺可以缩小，硬韧的甲状腺可能变软。其预后一般受到以下因素的影响：

1. **年龄**　有研究认为，年轻病人甲状腺功能及免疫紊乱易于恢复，可能与机体良好的自我调节有关。

2. **遗传因素**　有家族史的病人，经过一段时间的替代治疗后，其甲状腺功能较无阳性家族史者更易于恢复正常，且可保持长期缓解，说明阳性家族史可能是病人不需终生替代治疗的一项参考指标。

3. **碘摄入量**　饮食中的含碘量及有无应用含碘药物也是影响预后的一个重要因素。有研究显示在富碘地区，高碘饮食会加速此疾病的进程。因此，控制碘的摄入可以改善此病的预后。

4. **甲状腺摄碘率**　甲状腺摄碘率对判断桥本甲状腺炎的预后很有意义。高摄碘率的桥本甲状腺炎，甲状腺内存在大量有功能的甲状腺滤泡，易于恢复正常甲状腺功能。而桥本甲状腺炎伴严重不可逆甲状腺功能减退者，甲状腺摄碘率低，这类病人常需要长期应用甲状腺激素进行替代治疗。

5. **甲状腺增大程度**　甲状腺增大愈明显，对替代治疗的效果愈好，甲状腺功能愈易于恢复正常，停药后保持长期缓解的可能愈大。而伴甲状腺萎缩的桥本甲状腺炎，预后相对较差。

## （四）桥本甲状腺炎对女性生育有影响吗？

甲状腺自身抗体对于女性生育有一定的影响。桥本甲状腺炎与不孕症和自然流产有着密切的联系。因此病好发于 30 岁左右育龄期的女性，所以需要特别关注。有研究认为，桥本甲状腺炎引起的女性排卵功能障碍、月经失调及不孕不育等占下丘脑 - 垂体性卵巢功能紊乱的 5%～15%。单纯甲状腺自身抗体阳性的妇女自然流产率约为 55.6%，单纯促甲状腺激素（TSH）> 2.5mIU/L 的病人流产率为 25%，TSH > 2.5mIU/L 伴自身抗体阳性的病人流产率较正常人明显增加。另外，此病也可能导致胎儿宫内发育迟缓、早产、死胎等不良妊娠结局。调整异常的甲状腺功能和调节甲状腺自身免疫功能，在控制 TSH、TPOAb 和 TgAb 水平之后还是可以怀孕的。

## （五）对于甲状腺肿大明显或伴有甲状腺功能减退病人的治疗应注意什么？

甲状腺肿大明显或伴有甲状腺功能减退时，可给予甲状腺素治疗，甲状腺片一般从小剂量开始，逐渐加量，直至腺体开始缩小，TSH 水平降至正常。此后，因人而异逐渐调整剂量，根据甲状腺功能和 TSH 水平减少剂量至维持量，疗程一般 1～2 年。甲状腺肿大情况好转，甲状腺功能恢复正常后可停药。部分病人停药几年后可能复发，可再次给予甲状腺素治疗。也有建议终生替代治疗，不能随意停药。本病病人近 50% 有发展为甲状腺功能减退的趋势，因而应注意随访复查，发生甲状腺功能减退时，应予治疗。

视频：甲状腺功能减退的治疗特点

# 第三节　桥本甲状腺炎的护理

## （一）桥本甲状腺炎病人的饮食原则是什么？

桥本甲状腺炎病人的饮食管理很重要。有研究发现，随着碘摄入量的增加，本病的发病率也显著增加，同时碘摄入过多还会加速病情发展为临床甲状腺功能减退，因此饮食中应控制碘的摄入量，阻止甲状腺滤泡细胞被自身免疫破坏。对于合并甲状腺功能亢进的病人，应暂时限制含碘高的食物，如紫菜、海带、发菜、海蜇、海参、苔菜、贝壳类、虾皮等。对于合并甲状腺功能低下的病人，饮食中可以适当增加食物中碘的含量，提高血液中碘的浓度，为甲状腺激素的合成准备充足的原料。因此，可以通过监测尿碘含量，来维持食物中适宜的碘摄入量。一般碘摄入量标准为 100～200μg/L。

同时，病人应适当补充高纤维素食品。如蔬菜中的芹菜、白菜、空心菜，粗粮中的黄豆、绿豆、燕麦，干果中的大枣、花生等，都含有丰富的纤维素，注意摄取高质量的蛋白质。在食物中尽量避免刺激、辛辣和兴奋提神的食物，如葱、蒜、姜、花椒、咖啡、可可等。

## （二）如何进行桥本甲状腺炎病人的用药护理？

对使用甲巯咪唑等抗甲状腺药物进行治疗的甲状腺功能亢进病人，应按照医嘱用药，不能随意增减。在用药过程中，要警惕药物的不良反应，如白细胞减少、粒细胞缺乏、皮疹、关节酸痛、中毒性肝病（急性肝坏死）和血管炎。因此，在用药期间需要定期检查白细胞，注意有无发热、咽痛等不适。如发生白细胞减少时，应对病人进行保护性隔离，避免交叉感染。此外，还应观察病人服药后有无甲状腺功能减退表现，如乏力、怕冷、嗜睡、水肿、体重增加过快等。

有些病人因甲状腺功能减退而服用甲状腺素，此药需要饭前服用，同时避免与钙剂、铁剂等同时服用。

## （三）伴有甲状腺功能减退的桥本甲状腺炎病人应如何进行护理？

对伴有甲状腺功能减退的病人，应加强保暖，避免受凉。在饮食上可给予高蛋白、高维生素、低脂饮食，多食新鲜的蔬菜、水果。指导病人进行适当活动，养成良好的排便习惯，必要时遵医嘱适当使用缓泻剂，保持大便通畅。对甲状腺功能减退的病人应加强皮肤护理，避免使用强碱性的肥皂擦拭身体，沐浴后适当使用润肤乳，防止皮肤过度干燥。

## （四）对伴有甲状腺功能亢进的桥本甲状腺炎病人应如何进行护理？

甲状腺功能亢进的病人，通常表现为怕热、多汗且烦躁、易怒。可安排病人住在阴凉、安静、无强光刺激的房间内，让病人多休息，避免剧烈的活动和劳累。同时严禁用手去挤压甲状腺，以免造成甲状腺激素分泌增多，从而加重病情。此外，家属和医务人员应多关心体贴病人，给予病人精神上的安慰，消除其精神紧张及心理上的负担，避免病人情绪上的波动。

在饮食上，病人常常表现为食欲亢进，体重却明显下降，这主要与病人的新陈代谢加快有关，因此，可为病人选择高蛋白、高热量、高维生素饮食，以补充机体代谢亢进的消耗。同时嘱病人多饮水以补充水分，但禁用浓茶、咖啡等兴奋性饮料。为避免加重病情，还应注意忌碘饮食，如紫菜、海带、虾米等应避免食用。

在治疗过程中，应定期测量病人的体重和脉搏。因为脉搏减慢、体重增加是治疗有效的重要标志。同时告知病人需定期到门诊随访做甲状腺功能测定，如出现高热、恶心、呕吐、大汗淋漓、腹痛、腹泻、体重锐减、突眼加重等症状时提示有甲亢危象可能，应及时就诊。

## （五）对伴有甲状腺功能亢进突眼的病人应如何进行护理？

对伴有甲状腺功能亢进突眼的病人，除了选择清淡饮食外，还要注意保护病人的角膜及球结膜。白天可以让病人戴深色眼镜，以防止灰尘及阳光的刺激；夜晚睡觉时，可涂抗生素眼膏，用清洁的油纱布覆盖眼睛或使用眼罩，以防止角膜干燥及角膜溃疡、感染的发生。睡眠时使用高枕，以减轻眼部肿胀。

（周莹霞　吴觉敏）

# 第七章
## 脑卒中的健康管理

【学习目标】

识记：

    1. 能正确复述脑血管疾病、脑卒中、脑梗死和脑出血的概念。

    2. 能正确简述脑卒中的危险因素和健康教育的主要内容。

    3. 能正确简述脑卒中的诊治原则。

    4. 能说出脑卒中的康复时机和康复原则。

理解：

    1. 能鉴别脑卒中的分型及其各型的主要病因、发病机制和诊断要点。

    2. 能归纳脑卒中的康复流程，并举例说明脑卒中运动康复的方法。

    3. 能举例说明脑卒中一级预防的方法。

运用：

    1. 能运用本章所学知识，正确判断脑卒中的先兆症状并能开展现场紧急处理。

    2. 能运用本章所学知识，在日常生活中正确地实施脑卒中的预防和早期康复护理。

    脑血管疾病（cerebrovascular disease，CVD）是神经系统的常见病和多发病，也是导致人类死亡的三大主要疾病（癌症、心脏病、脑血管病）之一。目前，脑卒中已成为世界人口的第二大死因。脑血管疾病具有"四高一多"的特点，即发病率高、死亡率高、复发率高、致残率高和并发症多。我国城市和农村脑卒中的年发病率为 219/10 万和 185/10 万，年死亡率为

116/10 万和 142/10 万，在存活的病人中，约 3/4 有不同程度的劳动能力丧失，其中重度致残者约占 40%。因此，脑卒中的健康管理是很有必要的。

---

## 案例

### 脑卒中急性发作

"哇，自摸！""老梁，你今天运气真是太好了！""老梁，老梁，你怎样了？啊？"在一阵阵嘈杂、焦急的喊叫声中，只见某小区居民客厅的麻将台角边斜倚着一位 60 多岁的老伯，他口齿不清地答道："我想睡觉……"此后便晕厥了过去。急送医院后头颅 CT 报告示：右侧基底节区高密度影。

**问题与思考：**

    1. 什么是脑卒中、脑梗死？这些概念与脑血管疾病有什么联系？

    2. 脑血管疾病是如何分类的？

    3. 脑卒中的分型及其各型的主要病因、发病机制和诊断要点包括哪些？

# 第一节　脑卒中的识别

## （一）什么是脑血管疾病？

脑血管疾病是指脑血管病变引起的脑功能障碍。脑血管疾病是包括由于血栓形成和栓塞所致的血管腔闭塞、血管破裂、血管损伤或通透性发生改变、血黏度增加或血液成分异常变化引起的疾病。

## （二）脑血管疾病如何分类？

脑血管疾病有不同的分类方法：①依据症状持续时间分为短暂性脑缺血发作（transient ischemic attack，TIA）和脑卒中（stroke）；②依据病理性质分为缺血性卒中和出血性卒中，前者又称为脑梗死，包括脑血栓形成和脑栓塞，后者包括脑出血和蛛网膜下腔出血；③依据发病急缓，分为急性脑血管疾病和慢性脑血管疾病，前者包括短暂性脑缺血发作、脑梗死、脑出血和蛛网膜下腔出血，后者包括脑动脉硬化症和血管性痴呆等。短暂性脑缺血发作是指脑缺血症状持续数分钟至数小时，最多不超过 24 小时，且无 CT 或MRI 显示的结构性改变。

我国 2015 年将脑血管疾病分为 13 类，详见表 7-1《中国脑血管疾病分类 2015》。

表 7-1　中国脑血管疾病分类 2015（简表）

| 中国脑血管疾病分类（2015） |
| --- |
| 一、缺血性脑血管病 |
| （一）短暂性脑缺血发作 |
| （二）脑梗死 ( 急性缺血性脑卒中 ) |
| （三）脑动脉盗血综合征 |
| （四）慢性脑缺血 |
| 二、出血性脑血管病 |
| （一）蛛网膜下腔出血 |
| （二）脑出血 |
| （三）其他颅内出血 |
| 三、头颈部动脉粥样硬化、狭窄或闭塞（未导致脑梗死） |
| 四、高血压脑病 |
| 五、颅内动脉瘤 |
| 六、颅内血管畸形 |
| 七、脑血管炎 |
| 八、其他脑血管疾病 |
| 九、颅内静脉系统血栓形成 |
| 十、无急性局灶性神经功能缺损症状的脑血管病 |
| 十一、脑卒中后遗症 |
| 十二、血管性认知障碍 |
| 十三、脑卒中后情感障碍 |

## （三）什么是脑卒中?

脑卒中是指各种原因引起的脑血管疾病急性发作，造成脑供血动脉狭窄或闭塞，或非外伤性脑实质出血，并引起相应的神经功能缺损综合征，症状持续 24 小时以上，俗称脑中风，简称中风。脑卒中根据病理性质分为缺血性卒中和出血性卒中。缺血性卒中（脑梗死）占全部脑卒中的 60%～80%，是指在动脉粥样硬化基础上血栓形成，导致动脉狭窄或闭塞，脑组织可发生缺血性坏死或软化，出现相应的神经功能障碍及意识改变，临床最常见类型为脑血栓形成和脑栓塞。出血性卒中占脑卒中的 20%～40%，多发生于高血压动脉硬化病人，常因剧烈活动或情绪激动而引起，出现神经功能障碍，严重者引起颅内压增高甚至脑疝，包括脑出血和蛛网膜下腔出血。

## （四）脑血栓形成和脑栓塞的概念有何区别？

脑血栓形成是指供应脑的动脉在动脉粥样硬化基础上形成血栓，血栓使血流受阻或完全中断，若侧支循环不能代偿供血，受累血管供应的脑组织则缺血、水肿、坏死。其中颈内动脉系统占80%，椎-基底动脉系统约为20%。因此，脑血栓形成的主要原因就是脑动脉粥样硬化，血管壁的老化，加上高血压、糖尿病、高血脂等疾病会促进粥样斑块的形成，同理发生在心脏的血管——冠状动脉粥样硬化，就可引起冠心病。

脑栓塞是由血液中各种栓子沿血液循环进入颈内动脉系统，引起血流中断而出现相应供血区的脑功能障碍。最常见的血栓来源是心脏内的附壁血栓，因此，脑栓塞的最常见病因是风湿性心脏病，也有些老年房颤病人，虽然没有高血压等疾病也常会发生脑栓塞。

## （五）脑血栓形成的诊断要点有哪些？

**脑血栓形成有如下诊断要点：**

1. 50岁以上，有动脉粥样硬化、高血压、高血脂、糖尿病等病史。
2. 在安静、休息时发病，部分发病前有肢体麻木、无力等前驱症状即短暂脑缺血发作史。
3. 起病缓慢，症状多在发病后10小时或1~2天达高峰。
4. 多数病人意识清楚。偏瘫、失语等局灶症状体征逐渐加重。
5. 实验室及辅助检查

（1）**血液检查**：对脑血栓形成病人应进行血、尿常规检测，以及血糖、血脂、血液流变学、心电图等检查。

（2）**CT检查**：应常规进行，可明确脑梗死的部位、范围面积。发病当天多无改变，但可排除脑出血，24小时以后脑梗死区出现低密度灶。

（3）**MRI检查**：脑干和小脑梗死CT多显示不佳，MRI早期显示佳。

（4）**腰椎穿刺检查**：脑脊液化验多正常，大面积脑梗死时压力可增高。

## （六）脑出血与蛛网膜下腔出血有何区别？

脑出血与蛛网膜下腔出血都属于出血性卒中，均可在情绪激动或体力活动时突然发病，并迅速出现不同程度的意识障碍及颅内压增高症状，CT检查可见高密度影。

脑出血是指非外伤性脑实质内的出血，也称自发性脑出血，占急性脑血管病的20%~30%，是病死率最高的脑卒中类型，最常见的病因是高血压合并细、小动脉硬化，发病后有偏瘫、失语等神经功能障碍的表现，若出血入脑室则脑脊液检查可出现压力增高及含血脑脊液。

蛛网膜下腔出血是指多种病因致脑底部或脑表面血管破裂，血液流入蛛网膜下腔引起的一种临床综合征，约占急性脑卒中的 10%，最常见病因是颅内动脉瘤（先天性动脉瘤占 75%、其次是高血压和动脉硬化所致动脉瘤）。一般无神经功能障碍表现，最具诊断价值的除了 CT 检查可见蛛网膜下腔高密度影外，腰椎穿刺脑脊液检查压力增高（ > 200mmH$_2$O），肉眼观察为均匀一致血性，镜检可见大量红细胞。

## （七）脑卒中的危险因素包括哪些？如何客观评定？

脑卒中的危险因素包括无法干预因素和可干预因素，无法干预因素包括年龄、性别、性格、种族和家族遗传性等。55 岁以后每 10 年卒中的危险性增加 1 倍；男性发病率高于女性；父母双方有脑卒中史的子女风险增加。可干预因素包括：①疾病因素，如高血压、糖尿病、低血压、心脏病、眼底动脉硬化、高脂血症等；②肥胖；③不良生活方式，如吸烟、酗酒，高盐、多肉、高动物油饮食，饮浓咖啡、浓茶，体力活动过量或过少；④药物因素，如口服避孕药等。

2012 年原卫生部脑卒中筛查与防治工程委员会推荐使用的"中风"危险评分卡对 40 岁以上人群进行脑卒中危险评定，详见"中风"危险评分卡（表 7-2）。

表 7-2　2012 年原卫生部脑卒中筛查与防治工程委员会推荐使用的"中风"危险评分卡

| 8 项危险因素（适用于 40 岁以上人群） | | |
|---|---|---|
| 高血压 | □ | > 140/90mmHg |
| 血脂情况 | □ | 血脂异常或不知道 |
| 糖尿病 | □ | 有 |
| 吸烟 | □ | 有 |
| 心房颤动 | □ | 心跳不规则 |
| 体重 | □ | 明显超重或肥胖 |
| 运动 | □ | 缺乏运动 |
| 卒中家族史 | □ | 有 |
| 评估结果　高危 | □ | 存在 3 项及以上上述危险因素 |
| | □ | 既往有脑卒中（中风）病史 |
| | □ | 既往有短暂脑缺血发作病史 |
| 中危 | □ | 有高血压、糖尿病、心房颤动之一者 |

## 案例

### 脑卒中的危险因素

病人梁先生被急送入急诊室后，医生询问其老伴得知病人无外伤史；有高血压病史近30年，最高170/120mmHg，间断服药；有吸烟史40年，每天20支，有饮酒史40年，每顿3~5两白酒。由于牙不好，平时喜欢吃肥肉。每天下午与邻居打麻将至深夜。

**问题与思考：**

梁先生存在哪些脑卒中危险因素？

# 第二节　脑卒中的发展

## 案例

### 脑卒中的紧急诊治原则和措施

梁先生在家晕倒后，周围邻居一边呼叫"120"救护车，一边将他的老伴找来。10分钟后"120"救护车医生立即取出梁先生的义齿、清除病人口鼻腔分泌物、解开其衣领，小心地让病人仰卧于担架上，头偏向一侧，并一路扶住头部以避免震动，急送医院。医院急诊科医生询问病史得知：病人男，65岁，已婚，退休。病人于打麻将时突然一过性晕厥，清醒后被发现左侧面部歪斜、口齿不清，左侧口角流涎，左侧肢体无力、活动障碍。当时病人无头痛、头晕，无恶心、呕吐，无二便失禁，无四肢抽搐等表现。

**问题与思考：**

1. 梁先生突然晕厥后紧急诊治的原则有哪些？
2. 如何紧急处理梁先生的突然晕厥？

## （一）脑卒中的先兆症状有哪些？

一旦发现下述一些比较典型的症状，请立即去医院做系统检查，并在医生指导下治疗，以避免脑卒中的发生。

1. 记忆障碍　以健忘、记忆力减退、注意力不集中为特征，并以近期遗忘、人的姓名遗忘为甚，但理解力及远期记忆良好。

2. 感觉异常　以肢麻尤其指麻为最常见，有的头皮麻木。

3. 眩晕、头晕、一过性失语、失眠、神志丧失。

4. 异常动作　以头摇、肌肉颤动、口角抽动、下眼睑痉挛为常见。

5. 嗜睡、迷糊。

6. 头痛、恶心、眩晕。

7. 频繁肢麻、行走跌样。

5、6、7 条可发生于脑卒中前数小时至数日。

## （二）脑卒中的诊治原则是什么？

脑卒中诊治中要掌握好 FAST 口诀：F-Face is uneven，面瘫、口角歪斜；A-Arm is weak，肢体无力；S-Speach is strange，言语不清；T-Time is call 120，迅速求助。

## （三）有人在家突然晕厥，应该如何急救处理？

1. 即让病人就地平卧位，头偏向一侧，尽量减少搬动。

2. 清除病人口鼻分泌物，保持呼吸道通畅，防痰液吸入引起肺炎。

3. 有义齿（假牙）要取出，口鼻内有异物及时消除，防误入气管引起窒息。

4. 解开病人衣领，维持呼吸道顺畅。

5. 拨打急救电话 "120"，或担架急送医院就诊，途中避免头部震动。

## （四）什么叫溶栓治疗？

缺血性脑卒中最常见的原因是脑动脉内血栓形成，阻塞动脉，造成脑缺血缺氧。在这些血栓形成的早期是可以用一些溶栓药物将血栓溶解，恢复脑动脉的通畅。溶栓治疗也就是在脑血栓形成的早期向血管内输注此类溶解血栓的药物，以达到脑血管再通的目的。目前可以通过静脉溶栓和动脉溶栓实现。

## （五）脑出血、蛛网膜下腔出血病人为何需绝对卧床休息，为什么又要翻身？

在直立情况下，身体受到重力的影响，使颅内初步形成的血凝块破裂，可造成再次出血及头部剧烈疼痛，故需绝对卧床休息。但如皮肤受压超过 2 小时，会引起皮肤缺血、坏死，发生压疮，加重病情，故必须每 2 小时翻身 1 次。

# 第三节　脑卒中的运动康复

## （一）脑卒中后康复的时机是什么？

早期康复、综合康复、病人及照顾者的主动参与（自我康复）、贯穿全程、循序渐进是脑卒中康复训练的基本原则。脑卒中病人发病后病程大致可分4期：软瘫期（1~3周）、痉挛期（3周~3月）、恢复期（4~6月）和后遗症期（1~2年）。脑卒中病人的康复时机如下：

1. 一般生命体征稳定48小时后。

2. 原发神经病学疾病无加重或有改善的情况下。

3. 脑出血病人发病后1~2周，病情稳定后。

4. 有严重合并症或并发症时，在治疗原发病的同时治疗合并症或并发症，病情稳定后48小时开始。

一般而言，脑卒中的康复治疗最佳时机是发病后1~3个月。若未能抓住良好时机进行康复训练或训练的方法不当，可能会加重痉挛，引起不良的运动模式而难以纠正，因此建议病人进行正规康复训练。

## （二）脑卒中病人的康复流程是怎样的？

脑卒中病人各个分期康复的主要任务各有侧重，当然也有重叠，康复流程如下：

1. **卧床期（急性期，早期）** 保持良好体位，体位交换，进行被动运动，起坐训练，床上运动训练和开始日常生活活动能力训练。

2. **离床期** 坐位运动、平衡运动，起坐训练，言语训练，认知功能训练，日常生活活动能力训练，开始作业疗法（OT）训练。

3. **步行期** 步行训练（平行杠内，跨步与二点步行与拐杖步行训练等）；上下阶梯、跨栏等实际步行训练以至最后的独立步行训练。言语、认知、日常生活活动能力与作业疗法继续训练。

视频：脑卒中的康复——卧床期的床上运动

## （三）脑卒中的急性期应采取哪些康复措施？

脑卒中的急性期应采取下列康复措施：

**1. 床上正确的体位摆放**　偏瘫早期的康复治疗中，正确体位能预防和减轻偏瘫典型的屈肌或伸肌痉挛模式的出现和发展，如上肢屈曲并肩胛带后缩，下肢伸展伴髋关节外旋。因此，在床上肢体宜置于抗痉挛体位。

**2. 肌肉按摩**　按摩对患侧肢体是一种运动感觉刺激，并可促进血液和淋巴回流。对防治失用性或营养性肌萎缩、深静脉血栓形成有一定作用。按摩动作应轻柔、缓慢而有规律。

**3. 被动活动关节**　对昏迷或完全偏瘫的病人，应做患肢关节的被动活动，以利于防治关节挛缩和变形。活动循序应从近端关节至远端关节，活动幅度应由小逐渐至全范围，每日 2 次，直至主动运动恢复。避免粗暴造成软组织损伤，要多做一些抗痉挛模式的活动，如肩外展、外旋，前臂旋后，腕背伸，指伸展，伸髋，屈膝，踝背伸等。

**4. 床上活动**　早期床上活动是脑卒中康复的重要内容之一，主要使病人尽快从被动活动开始，通过自助的活动过渡到主动的康复训练程序上来。急性期主动训练都是在床上进行的，目的是使病人独立完成各种床上的早期训练后达到独立地完成从仰卧位到床边坐位的转换，包括上肢自助被动运动、桥式运动等。

# 第四节　脑卒中的预防与健康管理

## （一）脑卒中的二级预防概念及其主要任务是什么？

一级预防是指发病前预防。对有卒中倾向，尚无卒中病史的个体，通过早期改变不良生活方式，积极主动地控制各种危险因素，达到使脑血管疾病不发生或推迟发生的目的。

二级预防是针对发生过一次或多次脑卒中的病人，通过寻找卒中事件发生的原因，对所有可干预的危险因素进行治疗，以达到预防或降低再次发生卒中的危险，减轻残疾程度。

## （二）脑卒中的一级预防可从哪几方面着手？

脑卒中的一级预防可从以下几方面着手：

1. 合理的生活方式、注意气候变化。

2．诊断性预防

（1）**直接法：**①听诊颈动脉杂音；②颈动脉、椎动脉多普勒血流；③实时 B 超 - 颈动脉血栓狭窄成像；④数字减影血管造影（DSA）；⑤脑 CT、MRI；⑥脑血流量（CBF）。

（2）**间接法：**①眶浅循环（如眶上多普勒测定）；②眶深循环（视网膜动脉搏动 ODM）、眼血流量测定（OPG）。

3．**药物预防**　抗血小板集聚类、扩张脑血管、改善微循环、提高免疫力。

4．**治疗性预防**　控制高血压、糖尿病及其他疾病（如心脏病、脉管炎等）；对症状性颈动脉狭窄进行颈动脉内膜剥脱术、颈动脉血管成形 - 支架植入术。

视频：治疗性预防——颈动脉血管成形—支架植入术

## （三）预防脑卒中的合理的生活方式主要包括哪些？

预防脑卒中的合理的生活方式主要包括：

1．**饮食**　高蛋白、低热量饮食；控盐低钠、低脂；多吃碱性、含番茄红素、白黎芦醇、花青素、姜黄素多和增加记忆的食物。

（1）**碱性食物：**如花菜、豆腐、卷心菜、芹菜、土豆、菠菜、香菜、洋葱、燕麦、鸡蛋、核桃、牛奶、柠檬、黑巧克力等。

（2）**含番茄红素的食物：**每天 6.5mg，番茄、紫茄、西瓜、胡萝卜、甜瓜、红柿、红葡萄、螃蟹、贝壳类、龙虾等。

（3）**含白黎芦醇的食物：**葡萄皮、桑葚、花生、虎杖等。

（4）**含花青素的食物：**花生米红皮。

（5）**含姜黄素的食物：**咖喱、鲜姜。

（6）**增加记忆的食物：**叶酸多（花椰菜、麦芽、肝脏、蛋黄、核桃、菠菜、香蕉、橘子）；维生素 $B_{12}$ 多（肉、蛋、鱼、奶、内脏、虾、蟹、酵母）；维生素 $B_6$ 多（麦芽、鲑鱼）。

2．**戒烟、限酒**　吸烟是公认的缺血性脑卒中的危险因素，长期被动吸烟也可增加脑卒中的发病危险，应戒烟以预防脑卒中的发生。长期大量饮酒和酗酒也是脑卒中发生的危险因素。

3．不熬夜、注意休息和天气变化、平稳情绪。

4. 合理运动、多晒太阳。

## （四）如何控制血压，预防脑卒中?

高血压的治疗目标主要是提高控制率，以减少脑卒中等并发症的发生。高血压病人要遵医嘱按时服用降压药物，病人收缩压与舒张压的达标同等重要，且重点应放在收缩压的达标上。当血压水平＜140/90mmHg 时可明显减少脑卒中的发生。有条件者最好每日测 1 次血压，特别是在调整降压药物阶段，以保持血压稳定。有糖尿病和肾病的高血压病人，降压目标应更低一些，以＜130/80mmHg 为宜。

## （五）如何控制高脂血症，预防脑卒中?

对已有脑卒中或冠心病危险因素（或病史）的病人以及家族性高脂血症病人应定期（3~6个月）进行血脂检测。根据病人有无脑卒中或冠心病的危险因素以及血脂水平决定治疗方式。

病人治疗性生活方式改变是治疗血脂异常的首要步骤，必须贯穿治疗的全过程。①减少饱和脂肪酸（＜总热量的 7%）和胆固醇（＜300mg/d）的摄入，动物性脂肪与植物性脂肪摄入之比 1:2~1:1 为宜；②选择能加强降低低密度脂蛋白效果的食物，如植物甾醇（2g/d）和可溶性黏性纤维（10~25g/d）；③戒烟限酒；④减轻体重（体质指数 20~23.9kg/m² 为宜）、增加有规律的体力活动（每周 5~7 天，每次 30 分钟中等强度代谢运动）。

药物选择应根据病人的血脂水平以及血脂异常的分型决定。①单纯胆固醇增高或以胆固醇、低密度脂蛋白增高为主的混合型病人选用他汀类药物治疗；②单纯甘油三酯增高或以甘油三酯增高为主的混合型病人选用贝丁酸类药物治疗，必要时可联合用药。治疗过程中严格监测药物不良反应，包括肝肾功能，必要时测试肌酶，避免发生肌纤维溶解症的不良反应。

（章惠英）

# 第八章
## 腰椎间盘突出症的健康管理

【学习目标】

识别：

1. 能正确简述腰椎间盘突出症的诱因及好发人群。
2. 能正确陈述腰椎间盘突出症的临床诊断。
3. 能正确阐述腰椎间盘突出症的治疗原则。

理解：

1. 能用自己的语言正确解释腰椎间盘突出症的临床表现。
2. 能结合实际案例阐释腰椎间盘突出症的运动锻炼方法。

运用：

1. 能运用本章所学知识，阐述腰椎间盘突出症病人的自我保健方法。
2. 能根据案例，结合临床实际制订一份腰椎间盘突出症的运动锻炼健康管理处方。

## 案例

视频：腰椎间盘突出症的临床表现与识别

**问题与思考：**

1. 哪些不良的生活方式是导致其患腰椎间盘突出症的主要因素？

2. 除了这些不良的生活方式，还有哪些其他因素会导致腰椎间盘突出症发生？

腰椎间盘突出症是腰椎间盘变性，纤维环破裂，髓核组织突出，刺激或压迫神经根、马尾神经所引起的一种综合征，以 20~50 岁为多发年龄，男性多于女性。腰椎间盘突出症多发生在脊柱活动度大、承重较大或活动较多的部位，因此以 $L_4 \sim L_5$、$L_5 \sim S_1$ 多发，发生率占 90%~96%。

目前，腰椎间盘突出症的发病率尚没有精确的统计，据中华骨科学会脊柱外科学组 1996 年统计：1986—1996 年，14 个省市 608 所医院腰椎间盘突出症手术共 485 000 例次。从年龄上讲，腰椎间盘突出症好发于青壮年。

对于治疗方式，腰椎间盘突出症的治疗分为手术治疗和非手术治疗。非手术治疗是腰椎间盘突出症的主要治疗方法，其中 80%~90% 的病人采用非手术方法即可达到临床治愈或缓解。非手术治疗包括卧床休息疗法、牵引治疗、针灸治疗、推拿疗法、药物治疗及物理治疗等。

随着微创技术的发展，椎间孔镜手术以其切口小、出血少、恢复快等优点在腰椎间盘突出症病人的治疗中得到了广泛的应用。

# 第一节　腰椎间盘突出症的识别

## （一）什么是腰椎间盘突出症？

腰椎间盘突出症是指腰椎间盘变性、纤维环破裂，髓核组织突出、刺激或压迫神经根、马尾神经所引起的一种综合征。腰椎间盘突出症的部位，90% 以上在 $L_4$、$L_5$ 和 $L_5$、$S_1$ 节段。

我们根据髓核突出病理分型主要分为 3 型：

1. **隆起型**　纤维环部分破裂，表层完整，因局部薄弱髓核突出，突出物多呈半球形隆起，表面光滑完整。

2. **突出型**　纤维环完全破裂，髓核突向椎管，仅有后纵韧带或一层纤维膜覆盖，表面高低不平或呈菜花状。

3. **游离型**　纤维环完全破裂，髓核碎片由破裂口脱出，游离于后纵韧带之下或穿过该韧带进入椎管。

游离型突出物钙化或与周围组织粘连，突出物不能回纳者称为不可逆椎间盘突出症，多需手术治疗。

## （二）为什么会患腰椎间盘突出症？

腰椎间盘突出症的病因有很多。作为一种多因子疾病，其病因并不十分明确，尚缺乏有效的预防措施。目前，久坐、体重增加和吸烟因素均证实与腰椎间盘退变的发生程度相关，如长期从事汽车驾驶工作极易造成腰椎间盘较大的挤压和磨损，从而加快腰椎间盘退行性改变，导致腰椎间盘突出症的发生。

人体的椎间盘从 18 岁就开始发生退行性改变了，导致退变的因素很多，有力学、生物化学、年龄、自身免疫和遗传易感因素等。椎间盘是由髓核、纤维环和软骨终板构成的，椎间盘承受人体躯干及上肢的重量，在日常生活及劳动中，劳损较其他部位更重。

椎间盘生化成分由蛋白多糖、胶原、弹性蛋白与水组成。髓核中水分从出生时的 90%，下降到 30 岁的 30%，以后保持稳定。随着年龄的增长，椎间盘中蛋白多糖的含量明显下降，髓核区蛋白多糖的下降大于纤维环。另外，因为椎间盘仅有少量血液供应，营养仅靠软骨终板渗透是有限的，极易退变。

椎间盘突出症的病因包括：

**（1）椎间盘退行性改变：**是腰椎间盘突出症的基本原因。

**（2）损伤：**腰部的急慢性损伤尤其是反复弯腰、扭伤等积累伤是椎间盘突出的重要因素。

**（3）遗传因素：**腰椎间盘突出症有家族发病的报道，印第安人与非洲黑人发病率明显低于其他国家。

**（4）妊娠：**妊娠期间整个韧带系统处于松弛状态，后纵韧带松弛易使椎间盘膨出。

视频：腰椎间盘突出症的病因

## （三）哪些人群容易患腰椎间盘突出症？

1. **体型**　一般过于肥胖或过于瘦弱的人易发生腰椎间盘突出。
2. **职业**　劳动强度较大的职业多见。

3. **姿势** 证实久坐与腰椎间盘退变的发生程度相关，长期伏案工作的办公室工作人员及经常站立者等较多见。

4. **年龄** 以 20～50 岁为多发年龄，即青壮年易发生此病。

5. **性别** 以男性多见，因为男性从事重体力活动较多，易造成腰椎间盘的损伤。

6. **生活和工作环境** 经常生活在潮湿或寒冷的环境中，也易发生腰椎间盘突出。

### （四）腰椎间盘突出症的症状和体征

1. **症状**

（1）**腰痛**：由于纤维环外层及后纵韧带受到突出髓核刺激，产生下腰部感应痛。

（2）**坐骨神经痛**：椎间盘突出好发部位在 $L_4～L_5$ 及 $L_5～S_1$。坐骨神经痛多为逐渐发生，呈放射性神经根性痛，部位为腰骶部、臀后部、大腿后外侧、小腿外侧至足背部。约 60% 病人在打喷嚏或咳嗽时由于腹压增加而使疼痛加剧。

（3）**马尾神经受压**：表现为双侧大小腿、足跟后侧及会阴部感觉迟钝，大、小便功能障碍。

2. **体征**

（1）**腰椎侧凸**：是一种为减轻疼痛的姿势性代偿畸形。

（2）**腰部活动受限**：以前屈受限最明显，因前屈时椎间盘后突增加，进一步压迫神经根，增加疼痛。

（3）**压痛、叩痛**：在病变椎间隙的棘突间，棘突旁侧 1cm 处有深压痛、叩痛，并伴有向下肢的放射痛。

（4）**直腿抬高试验及加强试验为阳性**。

（5）**神经系统表现**：主要表现为感觉减退、肌力下降及腱反射改变。

# 第二节　腰椎间盘突出症的诊治

### （一）如何诊断腰椎间盘突出症？

腰椎间盘突出症是临床骨科常见病及多发病，临床症状主要表现为一侧或双侧下肢疼痛、麻木和腰部疼痛等症状。

目前，临床诊断主要依靠病史采集、体格检查、影像学检查如腰椎 X

线平片、腰椎 CT 检查、MRI 检查等，但正确诊断腰椎间盘突出症，必须将临床表现与影像学检查相结合。

1. **专科体检**

**（1）直腿抬高试验及加强试验**：病人仰卧，检查者一手托住病人足跟，另一手保持膝关节伸直，缓慢抬高患肢，如在 0～60° 范围之内即出现坐骨神经的放射痛，称为直腿抬高试验阳性。在直腿抬高试验阳性的基础上，缓慢放低患肢高度，待放射痛消失后，再将踝关节被动背屈，如再度出现放射痛，则称为直腿抬高加强试验阳性。

但是，直腿抬高试验阳性时，需要与髂胫束、腘绳肌或膝关节后侧关节囊紧张所造成的直腿抬高试验受限作鉴别。

**（2）仰卧挺腹试验**：病人仰卧，做挺腹抬臀的动作，使臀部和背部离开床面，出现患肢坐骨神经痛者为阳性。

2. **神经系统检查**

**（1）感觉检查**：主要检查主观麻木与客观麻木，神经感觉障碍。

**（2）肌力检查**：主要是检查受压迫的神经根所支配肌肉的肌力大小。

**（3）腱反射检查**：主要表现为 $L_3$～$L_4$ 椎间盘突出时膝反射减弱或消失，$L_5$～$S_1$ 椎间盘突出时跟腱反射消失。

3. **不同神经根受压症状和体征表现**

**（1）$L_4$ 神经根受压症状和体征**

1）疼痛部位：大腿外侧、小腿前侧。

2）麻木部位：大腿前外侧、小腿前内侧及膝关节前部。

3）肌力改变：伸膝无力。

4）反射改变：膝反射减弱或消失。

**（2）$L_5$ 神经根受压症状和体征**

1）疼痛部位：大腿后侧、小腿外侧。

2）麻木部位：小腿外侧、足背内侧。

3）肌力改变：踇趾背伸无力。

4）反射改变：无改变。

**（3）$S_1$ 神经根受压症状和体征**

1）疼痛部位：大腿后侧、小腿及足跟外侧。

2）麻木部位：小腿后侧、足背外侧三足趾、跟部及足底。

3）肌力改变：踇趾及足跖屈无力。

4）反射改变：跟腱反射减弱或消失。

## （二）如何区别腰椎间盘膨出和突出？

腰椎间盘膨出可分纤维环环状膨出和纤维环局限性膨出。

1. **纤维环环状膨出** 此型纤维环完整，不引起神经受压，临床症状少或轻微。无明显腰腿痛症状者，即使有纤维环环状膨出亦不能诊断为腰椎间盘突出症。

2. **纤维环局限性膨出** 可产生临床症状。

3. **腰椎间盘突出** 髓核突出部位的纤维环很薄弱，但仍完整。产生严重的临床症状。

视频：腰椎间盘突出症的病理分型

## （三）腰椎间盘突出症的非手术治疗方法有哪些？

80%～90%的病人可以采取非手术治疗，其适应证为初次发作且病程较短者或经休息症状明显缓解，影像学检查无严重突出者。

1. **绝对卧床休息** 是治疗椎间盘突出症最有效的方法。症状初次发作时，即应卧硬板床休息。卧床休息可以减少椎间盘承受的压力，缓解突出的髓核对神经根的局限性压迫，达到临床症状减轻或消失的目的。一般卧床3～4周症状大多能缓解，症状缓解后可戴腰围下床活动。3个月内不能做弯腰持物的动作，以后酌情进行腰背肌功能锻炼。

2. **保持持续牵引** 牵引可使椎间盘间隙略增宽、减少椎间盘内压、扩大椎管容量，有利于突出的髓核部分还纳，减轻疼痛。多采用骨盆牵引，抬高床尾10～15cm，形成反牵引力。牵引重量一般为7～15kg，持续牵引2周左右。也可使用间断牵引法，每日2次，每次1～2小时，但效果不如持续牵引。

3. **推拿和按摩** 常用的针灸疗法包括单纯针刺疗法、针刺与灸法相结合及电针疗法。除中央型椎间盘突出外，推拿和按摩有助于松弛肌肉，缓解肌肉痉挛及疼痛。

4. **硬膜外注射皮质激素** 硬膜腔外注射常用药物为营养神经类、麻醉消肿类以及类固醇类药物，主要作用是减轻神经根周围的炎症与粘连。常选用醋酸泼尼松龙1.75ml，加2%利多卡因经硬膜外注射，每周封闭1次，

3 次为 1 个疗程。

**5. 注入髓核化学溶解酶** 利用胶原蛋白酶或木瓜蛋白酶，注入椎间盘内或硬脊膜与突出的髓核之间，选择性溶解髓核和纤维环而不损害神经根，以降低椎间盘内压力或使突出的髓核变小从而缓解症状，但该方法有产生变态反应的风险。

## （四）腰椎间盘突出症什么情况下采用手术治疗？

1. 急性发作，具有明显的马尾神经受压症状。

2. 腰椎间盘突出症病史超过 6 个月，经过严格保守治疗无效，或保守治疗有效，但经常复发且疼痛较重者，或影响工作或生活。

3. 病史虽不典型，但是经影像学检查如 CT、MRI 或造影证实椎间盘对神经或硬膜囊有明显严重压迫。

4. 腰椎间盘突出合并有腰椎管狭窄症。

## （五）腰椎间盘突出症当前的手术治疗方式有哪些？

**1. 常规手术** 包括椎板髓核切除术、椎间盘切除术、椎体融合术等手术，主要是摘除或切除 1 个或多个椎板、骨赘及突出的髓核，减轻神经受压。

**2. 微创手术** 椎间孔镜手术。椎间孔镜是一个配备有灯光的管子，从病人身体侧方或者侧后方进入椎间孔，在安全工作三角区实施手术，在椎间盘纤维环之外做手术。医生在内镜直视下可以清楚看到突出的髓核、神经根、硬膜囊和增生的骨组织，然后使用各类抓钳摘除突出组织，去除骨质，射频电极修复破损纤维环。

## （六）腰椎间盘突出症术后并发症有哪些？

**1. 脑脊液漏** 是脊柱骨折手术后常见的并发症之一。当病人术后伤口渗出或从伤口皮下穿刺抽出淡血性或清亮液体，且引流量较大时可确诊为脑脊液漏。因脑脊液漏引起的低颅内压，会使病人产生头痛、头晕、乏力等症状，严重者可出现恶心、呕吐、水电解质平衡紊乱、营养不良等情况，甚至出现颅内感染危及生命或致残。当发现该情况时，应给予病人头低脚高位，且维持引流压力为正压状态；遵医嘱补充白蛋白或成分输血，严格使用抗生素；红外线照射手术切口、保持切口敷料干燥，防止感染；密切监测血常规、电解质及肝肾功能，维持水电解质平衡；避免增加腹压的动作，如用力大便、咳嗽等，防止腹压增加而加重脑脊液漏。同时，注意观察有无呕吐、体温升高、脑膜刺激征等症状。

2. **硬膜外血肿** 血肿压迫神经时将出现相应的症状。当病人出现手术部位胀痛、下肢麻木较术前加重、下肢肌力进行性下降、肛门周围感觉丧失等症状时可考虑为硬膜外血肿。术后应加强生命体征监测及脊髓神经功能观察等。

3. **椎间隙感染** 椎间隙感染是手术严重并发症，其感染率一般在0.11%～5%。经皮内镜下腰椎髓核摘除术因术中使用大量液体冲洗，术后的感染率相对传统开放手术较低。感染的典型症状：术后又突然发生腰腿痛，同时伴发热、寒战、乏力和食欲缺乏。护士应密切观察病人病情变化。

4. **下肢深静脉血栓形成** 是一种严重的骨科术后并发症。当病人出现腹股沟、下肢肿胀，表现为紧束感、隐胀痛，皮温升高，部分皮肤轻度发绀，浅静脉怒张，伴有足背动脉搏动减弱，经彩色多普勒超声扫描较易确诊为下肢深静脉血栓形成（DVT）。发生下肢 DVT 时，通过抬高患肢并制动、保暖、抗凝溶栓治疗后可使症状缓解。

5. **腰椎不稳** 国内学者普遍认为，椎间盘或髓核受损或切除后，必然导致椎间纤维环松弛、椎间高度变小变窄，从而导致脊柱生物力学的改变。椎间盘后路手术中全椎板切除、半椎板切除、椎板间开窗减压对腰椎的稳定性影响最小。

6. **神经根损伤** 可分为手术刀直接切割造成的断裂伤和闭合性损伤。闭合伤的原因可以是过度牵拉、压迫神经或电刀的热损伤等。损伤了神经根，术后下肢就会出现新的或加重了的神经症状，症状会持续 18 个月以上，大多还伴有烧灼感。

# 第三节　腰椎间盘突出症的自我保健

## （一）术后如何进行功能锻炼？

国外文献研究结果显示，腰椎术后病人早期常规接受专业康复治疗可缩短术后恢复时间及改善远期功能。

1. **直腿抬高训练** 术后及时、正确地进行直腿抬高训练是预防和减轻神经根粘连的简单而有效的方法，一般术后麻醉作用消失即可进行直腿抬高训练，每天 2～3 次，每次训练 15～20 分钟，训练强度以不引起坐骨神经牵拉痛为宜，直至术后 3 周。

2. **腰背肌训练** 腰背肌训练是恢复肌肉功能的有效方法，一般在术后 2～3 天开始，锻炼时循序渐进，次数由少到多，幅度由小到大，强度以不引起腰背肌剧痛为度。坚持锻炼 3～6 个月。具体见腰背肌功能锻炼部分。

## （二）如何进行腰背肌功能锻炼？

2016 年第 31 届北美脊柱外科协会强调，腰椎术后科学合理地进行腰背肌锻炼对提高病人腰椎稳定性和康复具有重要意义。大会列出了五组腰背肌锻炼方法：深蹲、燕子飞、四点爬姿、腰神经锻炼和平躺拉伸。

视频：腰椎间盘突出症的腰背肌锻炼

1. **深蹲** 双足略宽于双肩，缓慢屈髋、膝、踝关节，保持腰部挺直，屈膝可达 90°，下蹲 10 ~ 15 次为 1 组，每天 2 ~ 3 组（图 8-1）。

2. **燕子飞**

第一步：俯卧位，弯曲肘关节，弯曲膝关节至 90°。

第二步：同时使双侧肘关节和双侧膝关节尽可能高地抬离床面，保持 5 秒，缓慢放下至床面。

第三步：重复上述动作 10 次为 1 组，每天 10 组（图 8-2）。

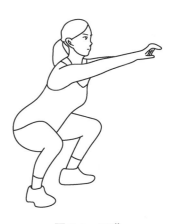

图 8-1 深蹲

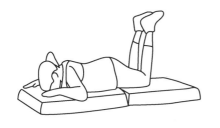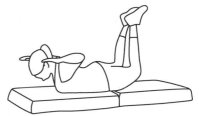

图 8-2 燕子飞

3. **四点爬姿**

第一步：跪在垫子上，肩与膝同宽，保持肩背臀部同等高度，低头收下颌。

第二步：伸直一侧上肢，同时伸直对侧下肢，保持平衡稳定，交换至对侧肢体。抬高 3 秒，并保持 5 秒，休息 3 秒，再次重复。

第三步：每侧做 10 次为 1 组，每天 10 组（图 8-3）。

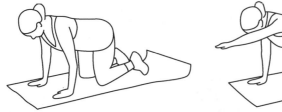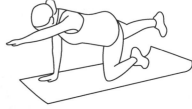

图 8-3 四点爬姿

4. **腰神经锻炼** 见图 8-4。

5. **平躺拉伸** 见图 8-5。

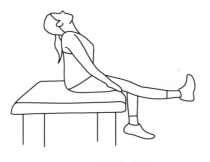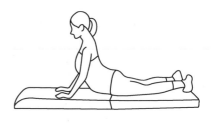

图 8-4 腰神经锻炼　　　　　　　　　图 8-5 平躺拉伸

### （三）如何保护好腰椎?

1. 保持良好的生活习惯 避免长时间弯腰坐着看电视、看手机或打麻将等。工作 1 小时后休息 10~20 分钟，适当活动身体，改变姿势减轻腰椎间盘的压力。

2. 保持腰部活动的正确姿势（图 8-6） 正确的提物和搬运重物（将身体重心降低）、正确的坐位姿势（保持腰椎正常生理弧度），避免不良姿势，如经常穿高跟鞋又不注意走路的姿势。坐位起立时，先将上身前倾，两足向后，使上身力量均匀分布在两足，然后站立。

3. 保持正确的睡姿 睡硬板床，保持腰椎于正常生理弧度。仰卧位时在腰背部垫一薄枕；俯卧位时在胸部和膝部垫一软枕。仰卧位起床时最好采取侧卧位，然后在双上肢的支撑下使躯体离开床面。

4. 注意腰部保暖、尽量不做过度弯腰及用力扭腰的动作等。

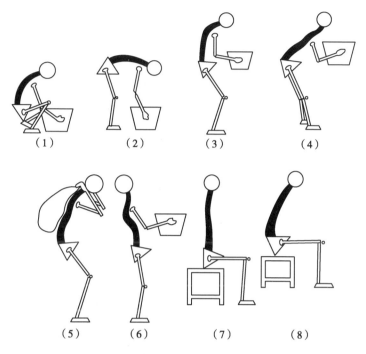

图 8-6　腰部活动时的正确和错误姿势

（1）（3）正确的提物和搬运姿势；（2）（4）（6）错误的提物和搬运姿势；
（5）正确的背物姿势；（7）正确的坐位姿势；（8）不正确的坐位姿势。

5. 长期坐在办公室的工作族，应定时进行全身活动（图 8-7），如伸懒腰、舒展四肢等，适当进行腰椎、颈椎的活动锻炼。

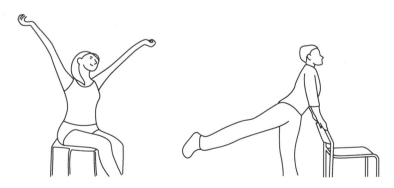

图 8-7　全身活动

6. 平时加强体育锻炼如游泳、倒走、腰椎锻炼操（图 8-8）等。

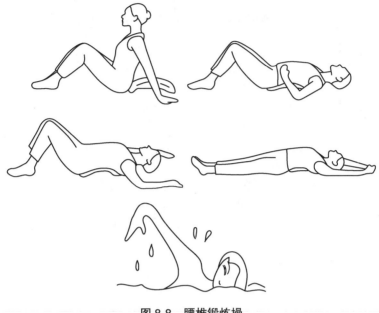

图 8-8　腰椎锻炼操

## （四）为什么腰椎间盘突出病人要睡硬板床?

人体脊柱有 4 个生理弧度，分别是颈椎和腰椎前凸、胸椎和骶椎后凸。脊椎的作用是承载人体重量，以及为脏器提供足够的保护。各种不同姿势下脊柱承受重量大小见图 8-9。

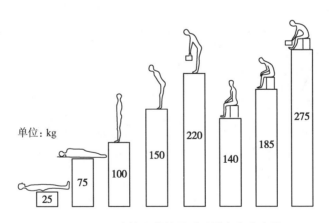

图 8-9　不同姿势下脊柱承受重量大小分布图

脊椎靠椎间盘缓冲压力。腰椎间盘突出产生的因素在于腰椎受到较大的重力，卧硬板床休息可消除负重和体重对椎间盘的压力，防止腰椎的变形弯曲等现象出现，有利于解除腰部肌肉紧张、保持韧带的原有平衡状态。

硬板床最好选择木板床（图 8-10），目前流行的床软垫也不利于维持人体脊柱的正常生理弧度。

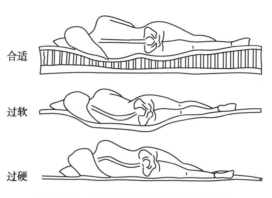

图 8-10　选择不同床垫时脊柱的受力

## （五）腰椎间盘突出症病人适宜哪些活动？

**1. 倒走**　腰椎间盘突出症缓解期病人可进行倒走锻炼。

正常的腰椎生理弧度是往前凸的，我们平时正常走路会造成身体前倾，生理弧度消失，倒走可以使该生理弧度慢慢恢复。环境要求：选择一个无障碍安全的地方。姿势要求：挺胸抬头，身体稍后倾，腰部挺直，眼睛平视，上肢下垂，自然摆动（图 8-11）。建议每次倒走 20 分钟左右，最多不超过 30 分钟。

**2. 游泳**　久坐的人最适宜的运动方式为游泳，因为游泳状态下脊柱处于零重力状态。游泳过程中应注意

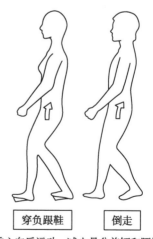

穿负跟鞋　　倒走

人体重心向后运动，减少骨盆前倾和腰椎前凸

图 8-11　倒走锻炼

使用正确的游泳姿势，且游泳池水温不宜过低。在游泳前要进行充分的准备活动，游泳时间不宜过长，以避免腰部过度疲劳。

**3. 健身气功·八段锦**　文献研究中指出，2003 年国家体育总局新编设计的《健身气功新功法丛书》可适合腰椎间盘突出症病人，其中《健身气功·八段锦》一书动作说明主要包括两手托天理三焦、左右开弓似射雕、调理脾胃须单举、五劳七伤往后瞧等。

## （六）如何正确佩戴腰围？

腰围是骨科常用的一种限制性保护腰椎稳定的简易支具，其内有多条按照人体脊椎弧度设计的钢条，能够有效矫正、支持腰椎。

适用于腰椎间盘突出（膨突）、腰背痛及坐骨神经痛、稳定性或退化性脊椎骨折、脊椎移位、腰椎手术后的康复及腰椎劳损、脊椎退化性骨折等。

腰围的作用：①限制腰部活动；②减少椎间关节的创伤性反应；③减少继发性损伤；④放松肌肉；⑤减少牵拉对腰神经根的刺激；⑥减轻椎间隙压力。

腰围佩戴步骤：

**1. 型号的选择**

（1）**评估病人**：为病人选择合适的支具，解释佩戴腰围的目的。

（2）**腰围测量**：以脐为中点的腰部水平围长。

（3）**根据腰围选择合适的型号**：腰围的规格要与自身腰部的长度、周径相适应。

**2. 腰围类型的选择**　根据疾病类型选择合适的腰围。

**3. 平卧位**　病人平卧，嘱其上肢交叉放于胸前，下肢屈曲。

**4. 固定腰围、检查松紧度**

（1）协助病人轴线翻身至平卧位，先后将腰围内、外侧固定片粘牢。

（2）检查松紧度：以能容纳病人一指为宜。

（3）腰围放置位置：上平肋弓下缘，下平髂前上棘。避免腰围与皮肤直接接触。

**5. 佩戴腰围的注意事项**

（1）佩戴腰围期间，应注意观察有无压迫皮肤，为避免皮肤磨损，应每日清洁佩戴处的皮肤。

（2）可根据病情轻重调整腰围佩戴的时间。腰部症状较重的病人，应经常戴用，不能随时取下；病情较轻的病人，可在外出时，尤其是要长时间站立或保持一个姿势坐着的时候戴上腰围，睡眠及休息时再取下。

（3）急性腰腿痛者若症状严重，应以卧床休息为主，不能以佩戴腰围来替代卧床休息。

（4）症状逐渐消退后，应去掉腰围，转而加强腰背肌的功能锻炼。一般腰围的使用时间以 4~6 周为宜。

（5）佩戴腰围期间不宜负重，不宜弯腰拾物，可蹲下拾物。

视频：腰围的佩戴

（胡三莲　钱会娟）

# 第九章
## 慢性肾衰竭的健康管理

【学习目标】

识记：
1. 能正确陈述肾脏的结构及功能。
2. 能正确陈述慢性肾衰竭的定义和分期。
3. 能正确陈述慢性肾脏病的病因。
4. 能正确说出慢性肾衰竭的辅助检查。
5. 能正确陈述慢性肾衰竭的并发症及并发症的治疗原则。
6. 能正确陈述肾性骨营养不良和肾性骨病（CKD-MBD）的预防及护理。

理解：
1. 能解释慢性肾衰竭的临床表现。
2. 能举例说明慢性肾脏病的早期防治方法。
3. 能比较肾替代治疗的三种方式及优缺点。
4. 能解释慢性肾衰竭的药物治疗。

运用：
1. 能运用本章所学知识，制订慢性肾衰竭病人的饮食治疗方案。
2. 能运用本章所学知识，制订慢性肾衰竭病人的日常观察要点。

案例

视频：慢性肾衰竭的识别

**问题与思考：**

1. 该病人的首发症状是什么？
2. 有哪些因素会导致慢性肾衰竭的发生？

# 第一节　慢性肾衰竭的识别

## （一）肾脏的位置、大小和结构是怎样的？

人体有左右两个肾脏，分别位于腰部脊柱的两旁。肾脏的外形如蚕豆，外缘隆起，内缘中间凹陷。每个肾脏长 9 ~ 12cm、宽 5 ~ 6cm、厚 3 ~ 4cm、重 120 ~ 150g。两个肾脏的形态、大小和重量都大致相似，左肾较右肾略大。

肾脏的主要结构包括：

1. **肾小球**　完成肾脏滤过功能，清除体内代谢产物和毒物。

2. **肾小管**　重新吸收肾小球滤出的有用物质（糖、氨基酸、小分子蛋白质和矿物质等），局部分泌某些调节因子，排泄某些代谢产物和药物，使之清除，调节机体酸碱和水的平衡。

3. **集合管和肾盂**　尿液排出管路，参与机体水平衡调节。

## （二）人的肾脏有哪些主要功能？

1. **生成尿液，维持水的平衡**　肾小球就像筛网一样，当血液流经肾小球时，体积大的成分，如红细胞、白细胞、血小板、蛋白质等不能通过筛网，故不能从肾小球滤出，仍留在血管内；而体积小的成分，如水分、钠、氯、尿素、糖等，能通过筛网，经肾小球滤出，流进肾小管内，这些液体叫作"原尿"。当原尿流经肾小管途中，肾小管有重吸收功能，99% 水分被吸收回到体内，营养成分几乎也被全部重吸收；此时，只剩下机体的代谢废物和很少的水分，就形成了尿液（称为"终尿"）。人体每个肾脏约有 130 万个肾小球，每天滤出原尿 180L，形成尿液 1.8L 左右。当人体内水分过多或过少时，由肾脏进行对尿量的调节，保持体内水的平衡。

**2. 排出人体的代谢产物和有毒物质** 人体进行新陈代谢的同时，会产生一些代谢废物，如尿素、尿酸，肌酐等，肾脏通过肾小球滤过和肾小管分泌，把这些废物从尿液排出体外，从而维持正常的生理活动。急、慢性肾衰竭时，肾小球滤过功能减退，则会发生代谢废物在体内蓄积，引起人体正常生理功能的紊乱。

**3. 调节电解质和酸碱平衡** 肾脏通过肾小球的滤过，肾小管的重吸收及分泌功能，排出体内多余的水分，调节电解质和酸碱平衡，维持内环境的稳定。

**4. 分泌红细胞生成素（EPO）** 促进骨髓造血，生成红细胞；肾功能不全时，促红细胞生成素合成减少，就会引起贫血。

**5. 生成活性维生素 D** 将 25-OH- 维生素 $D_3$ 转化为 1,25-（OH）$_2$- 维生素 $D_3$，调节体内的钙磷代谢，维持骨骼的正常结构与功能，而且还参与免疫功能的调节。肾功能不全时，就会引起活性维生素 D 不足。

**6. 分泌血管活性物质** 分泌肾素、血管紧张素、前列腺素等，在血压的调节中发挥重要作用。慢性肾脏病时，上述血管活性物质可出现失调，引起血压升高。

**7. 激素的降解与灭活** 肾脏是多种激素降解、灭活的场所，如胰岛素、甲状旁腺激素、胰高血糖素、降钙素等许多激素，均在肾近端小管细胞降解。当肾功能不全时，这些激素的生物半衰期明显延长，导致体内蓄积，并可引起代谢紊乱。

## （三）什么是慢性肾脏病和慢性肾衰竭？

**1. 慢性肾脏病（CKD）** 各种原因引起的肾脏结构和功能障碍≥ 3 个月，包括肾小球滤过率（GFR）正常和不正常的病理损伤、血液或尿液成分及影像学检查异常，或不明原因的 GFR 下降（GFR ＜ 60ml/min）超过 3 个月，称为慢性肾脏病。

**2. 慢性肾衰竭（CRF）** 是指各种慢性肾脏病（CKD）进行性进展，引起肾单位和肾功能不可逆的丧失，导致以代谢产物和毒物潴留、水电解质和酸碱平衡紊乱以及内分泌失调为特征的临床综合征。慢性肾衰竭主要为慢性肾脏病 4 ~ 5 期。慢性肾衰竭晚期称为尿毒症（uremia）。

## （四）慢性肾衰竭有哪些主要症状？

在 CKD 的不同阶段，其临床表现也各不相同。在 CKD 3 期之前，病人可以无任何症状，或仅有乏力、腰酸、夜尿增多等轻度不适；少数病人可有食欲缺乏、代谢性酸中毒及轻度贫血。CKD 3 期以后，上述症状更趋明显，进入肾衰竭期后则进一步加重，有时可出现高血压、心力衰竭、严重高钾血症、酸碱平衡紊乱、消化道症状、贫血、矿物质骨代谢异常、甲状旁腺功能亢进和中枢神经系统障碍等，甚至会有生命危险。

1. **水、电解质代谢紊乱** 酸碱平衡失调和各种电解质代谢紊乱是慢性肾衰竭的常见表现。其中，以代谢性酸中毒和水钠平衡紊乱最为常见。

（1）**代谢性酸中毒**：在部分轻、中度慢性肾衰竭病人中，由于肾小管分泌 $H^-$ 障碍或肾小管 $HCO_3^-$ 的重吸收能力下降，而发生正常阴离子间隙的高氯血症性代谢性酸中毒，即肾小管性酸中毒。当代谢产物如磷酸、硫酸等酸性物质因肾的排泄障碍而潴留，也可发生高阴离子间隙性高氯血症性代谢性酸中毒，即"尿毒症性酸中毒"。当病人不能耐受酸中毒时可有较明显症状，如食欲缺乏、呕吐、虚弱无力、呼吸深长等。

（2）**水钠代谢紊乱**：水钠潴留是水钠平衡紊乱主要表现，有时也可表现为低血容量和低钠血症。常见的水钠潴留表现为不同程度的皮下水肿或（和）体腔积液。低血容量主要表现为低血压和脱水。引起低钠血症的原因，既可因缺钠引起（真性低钠血症），也可因水过多或其他因素所引起（假性低钠血症），后者更为多见，两者临床情况与处理完全不同，故应注意鉴别。

（3）**钾代谢紊乱**：在慢性肾衰竭中晚期，肾脏排钾能力逐渐下降，易出现高钾血症；尤其是钾摄入过多、酸中毒、创伤、感染、消化道出血等情况发生时，更易出现高钾血症。严重高钾血症（血清钾＞6.5mmol/L）有一定危险，应及时治疗抢救。当钾摄入不足、胃肠道丢失过多、应用排钾利尿剂等因素，也可出现低钾血症。

（4）**钙磷代谢紊乱**：主要表现为钙缺乏和磷过多。钙缺乏主要与钙摄入不足、活性维生素 D 缺乏、高磷血症、代谢性酸中毒等因素有关，钙缺乏明显时可致低钙血症。血磷浓度由肠道对磷的吸收及肾的排泄来调节。当 GFR 下降、尿内排出减少，血磷浓度逐渐升高。血磷浓度高会与血钙结合成磷酸钙沉积于软组织，使血钙降低，并抑制近曲小管产生 1,25-$(OH)_2$ 维生素 $D_3$，刺激甲状旁腺激素升高。在肾衰竭的早期，血钙、磷仍能维持在正常范围，一般无临床症状，只在肾衰竭的中、晚期时才会出现高磷血症、低钙血症。低钙血症、高磷血症、活性维生素 D 缺乏等可诱发继发性甲状旁腺功能亢进和肾性骨营养不良。

（5）**镁代谢紊乱**：当 GFR＜20ml/min 时，因肾排镁减少，常有轻度高镁血症。病人一般无任何症状。但仍不宜使用含镁的药物，如含镁的抗酸药、泻药等。

2. **蛋白质、糖类、脂肪和维生素的代谢紊乱**

（1）**蛋白质代谢紊乱**：一般表现为蛋白质代谢产物蓄积（氮质血症），

清蛋白下降、血浆和组织必需氨基酸下降等。其代谢紊乱主要与蛋白质分解增多或合成减少、负氮平衡、肾脏排出障碍等因素有关。

（2）**糖代谢异常**：主要表现为糖耐量减低和低血糖症，前者多见，后者少见。糖耐量减低主要与胰高血糖素升高及胰岛素受体障碍有关，可表现为空腹血糖水平或餐后血糖水平升高，但一般较少出现自觉症状。

（3）**脂代谢异常**：慢性肾衰竭病人中高脂血症较常见，其中多数病人表现为轻到中度高甘油三酯血症，少数病人表现为轻度高胆固醇血症；有些病人血浆极低密度脂蛋白（VLDL）、脂蛋白a［LP（a）］水平升高，高密度脂蛋白（HDL）水平降低。

（4）**维生素代谢紊乱**：慢性肾衰竭病人维生素代谢紊乱较常见，如血清维生素 A 增高、维生素 $B_6$ 及叶酸缺乏等，常与饮食摄入不足、某些酶活性下降有关。

3. **心血管系统表现**　心血管病变是慢性肾衰竭病人的主要表现之一和最常见的死因。尤其是进入尿毒症期，则死亡率进一步增高（占尿毒症死因的 45% ~ 60%）。研究发现，尿毒症病人心血管病变及动脉粥样硬化性心血管病比普通人群高 15 ~ 20 倍。

（1）**高血压和左心室肥厚**：大部分病人有不同程度的高血压，多是因水钠潴留、肾素 - 血管紧张素增高或某些舒张血管的因子不足所致。高血压可引起动脉硬化、左心室肥厚和心力衰竭。贫血和血液透析用的内瘘，引起心高搏出量状态，加重左心室负荷和左心室肥厚。

（2）**心力衰竭**：是尿毒症病人最常见死亡原因。随着肾功能的不断恶化，心衰的患病率明显增加，到尿毒症期可达 65% ~ 70%。其原因大多与水钠潴留、高血压及尿毒症心肌病变有关。当出现急性左心衰竭时可有阵发性呼吸困难、不能平卧、肺水肿等症状，但一般无明显发绀存在。

（3）**尿毒症心肌病**：病因可能与代谢废物的潴留和贫血等因素有关；部分病人可伴有冠状动脉粥样硬化性心脏病。而各种心律失常的出现，可能与心肌损伤、缺氧、电解质紊乱、尿毒症毒素蓄积等因素有关。

（4）**心包病变**：心包积液在慢性肾衰竭病人中很常见，原因多与尿毒症毒素蓄积、低蛋白血症、心力衰竭等因素有关，少数可能与感染、出血等因素有关。轻者无症状，重者则可有心音低钝、遥远，少数情况下还可有心脏压塞。心包炎可分为尿毒症性和透析相关性，前者较少见，后者的临床表现与一般心包炎相似，但心包积液多为血性。

（5）**血管钙化和动脉粥样硬化**：由于高磷血症、钙分布异常和"血管保护性蛋白"（如胎球蛋白 A）缺乏引起的血管钙化，在心血管病变中亦起着重要作用。动脉粥样硬化进展迅速，血液透析病人的病变程度比透析前为重。除冠状动脉外，脑动脉和全身周围动脉亦发生动脉粥样硬化和钙化。

**4. 呼吸系统症状** 体液过多或酸中毒时均可出现气促，严重酸中毒可致呼吸深长。体液过多、心功能不全可引起肺水肿或胸腔积液。由尿毒症毒素诱发的肺泡毛细血管渗透性增加、肺充血可致"尿毒症肺水肿"，肺部 X 线检查可出现"蝴蝶翼征"，利尿或透析可迅速改善上述症状。

**5. 胃肠道症状** 主要表现有食欲缺乏、恶心、呕吐、口腔有尿味。消化道出血也较常见，其发生率比正常人明显增高，多是胃黏膜糜烂或消化性溃疡所致，尤以前者为最常见。

**6. 血液系统表现** 慢性肾衰竭病人血液系统异常主要表现为肾性贫血和出血倾向。大多数病人常有轻、中度贫血，其原因主要是肾脏分泌的红细胞生成素缺乏，故称为肾性贫血；如同时伴有缺铁、营养不良、出血等因素，可加重贫血程度。晚期 CRF 病人有出血倾向，原因多与血小板功能低下有关，部分晚期 CRF 病人也可有凝血因子Ⅷ缺乏。有轻度出血倾向者可表现皮下或黏膜出血点、瘀斑，重者则发生胃肠道出血、脑出血等。

**7. 神经肌肉系统症状** 早期症状有疲乏、失眠、注意力不集中等。其后会表现性格改变、抑郁、记忆力减退、判断力降低。尿毒症时常有反应淡漠、惊厥、幻觉、谵妄、昏迷、精神异常等。周围神经病变也很常见，感觉神经障碍更为显著，最常见的是肢端袜套样分布的感觉丧失，也可出现肢体麻木、烧灼感或疼痛感、深反射迟钝或消失，并可出现神经肌肉兴奋性增加，如肌肉震颤、痉挛、不宁腿综合征，以及肌萎缩、肌无力等。

**8. 内分泌功能紊乱** 主要表现为：①肾脏本身内分泌功能紊乱如1,25-(OH)$_2$D$_3$、红细胞生成素不足和肾内肾素血管紧张素Ⅱ过多；②下丘脑-垂体内分泌功能紊乱：如泌乳素、促黄体生成激素（FSH）、促卵泡激素（LH）、促黑色素激素（MSH）、促肾上腺皮质激素（ACTH）等增高；③外周内分泌腺功能紊乱：大多数病人均有继发性甲状旁腺功能亢进（血 PTH 升高），约 1/4 病人有轻度甲状腺素水平降低；其他如胰岛素受体障碍、性腺功能减退等，也较常见。

**9. 骨骼病变** 肾性骨营养不良（即肾性骨病）较常见，包括纤维囊性骨炎（高转化性骨病）、骨软化症（低转化性骨病）、骨生成不良及骨质疏松症。在透析前的病人骨骼 X 线发现异常者约 35%，而出现骨痛、行走不便和自发性骨折很少见。骨活体组织检查（骨活检）约 90% 可出现异常，故早期诊断要靠骨活检。

**（1）纤维囊性骨炎：** 纤维囊性骨炎主要与 PTH 过高有关，引起破骨细胞过度活跃，骨盐溶化，骨质重吸收增加，骨的胶原基质破坏，导致纤维组织出现，形成纤维囊性骨炎，表现为骨折、骨质疏松。

（2）**骨软化症**：骨软化症主要与骨化三醇不足或铝中毒引起的骨组织钙化障碍有关，导致未钙化骨组织过分堆积，成人以脊柱和骨盆表现最早且突出，可有骨骼变性。

（3）**骨生成不良**：骨生成不良主要与PTH浓度相对偏低、某些成骨因子不足有关，不能维持骨的再生；透析病人如长期过量应用活性维生素D、钙剂等药或透析液钙含量偏高，也可使血PTH浓度相对偏低。

透析相关性淀粉样变骨病（DRA）为血液透析的远期并发症，可能与 $\beta_2$ 微球蛋白淀粉样沉积于骨所致，X线摄片在腕骨和股骨头有囊肿性变，可发生自发性股骨颈骨折。

视频：慢性肾衰竭的临床表现

### （五）如何确诊慢性肾衰竭？

1. **血常规和凝血功能检查**　正细胞正色素性贫血，并随肾功能的减退而加重，尿毒症期血红蛋白一般 40 ~ 60g/L；血小板计数及凝血时间正常，出血时间延长、血小板第三因子活性下降、血小板聚集和黏附功能障碍，但凝血酶原时间、部分凝血活酶激活时间（APTT）一般正常。

2. **尿液检查**　夜尿增多，尿渗透压下降，尿中可见红细胞、白细胞、管型、清蛋白，肾小球滤过率降低。

3. **肾功能及电解质检查**　内生肌酐清除率下降，血肌酐升高，血清电解质升高或降低，有代谢性酸中毒等。

4. **影像学检查**　B超检查可有双肾缩小。

## 第二节　慢性肾衰竭的发展

### （一）哪些人容易患慢性肾脏病？有何危险因素？

慢性肾脏病的发病是由多种因素共同造成的，其发病机制也十分复杂，但具有以下危险因素的人群发病率明显增高，应高度警惕。

首先，患有糖尿病、高血压、心血管疾病的人和有肾脏病家族史的人更容易得慢性肾脏病；其次，代谢性疾病（肥胖、高血脂、高尿酸）、长期使用肾毒性药物（非甾体抗炎药、抗生素等）、慢性泌尿系统感染、尿路梗阻、高凝状态、自身免疫性疾病（系统性红斑狼疮等）、高蛋白饮食、吸烟、过度饮酒、低出生体重、年龄65岁以上等人群也易患慢性肾脏病。

流行病学调查表明，近30多年来慢性肾脏病已经成为威胁全世界公共健康的主要疾病之一。据有关统计，美国成人（总数约2亿）慢性肾脏病的患病率已高达10.9%，慢性肾衰竭的患病率为7.6%。据我国部分报告，慢性肾脏病的患病率为8%~10%，其确切患病率尚待进一步调查。近20年来慢性肾衰竭在人类主要死亡原因中占第五位至第九位，是人类生存的重要威胁之一。

导致慢性肾脏病患病率居高不下、病人数量逐年增多的主要原因是随着物质生活和工作条件的改善，人们的生活方式发生了一些不合理的变化，如某些营养素（碳水化合物、脂肪、食盐等）进食过多，体力活动过少；同时，由于工作压力加大、精神紧张度过高、睡眠不足，再加上吸烟、酗酒、各种环境污染等因素，使得糖尿病、高血压、高血脂、高尿酸、肥胖等代谢性疾病，以及继发于上述代谢性疾病的慢性肾脏病患病率日渐升高。

其次，各种感染（病毒性肝炎、结核病、艾滋病、血吸虫病等）、免疫介导的原发或继发性肾病的发病率仍然较高，在发展中国家尤其如此。

除上述原因外，滥用药物或不规范用药所致的药物性肾损害也是肾病逐年增多的另一个不可轻视的原因，如镇痛剂、马兜铃类药物等。

当然，随着社会的发展，人类寿命的延长，人口老龄化日趋明显，老年人（≥65岁）各器官功能随年龄增长而逐渐呈现退化趋势，这样就使老年尤其是高龄（≥80岁）人群中肾脏病患病率显著增高。

## （二）慢性肾脏病如何分期？

美国肾脏病基金会专家组对慢性肾脏病（CKD）的分期方法提出了新的建议（表9-1）。该分期方法将GFR正常（≥90ml/min）的肾病视为1期CKD，其目的是加强对早期CKD的认知和CRF的早期防治；同时将终末期肾脏病（ESRD）的诊断放宽到GFR＜15ml/min，对晚期CRF的及时诊治有所帮助。显然CKD和CRF的含义上有相当大的重叠，前者范围更广，而后者则主要代表CKD病人中的GFR下降的那一部分群体。我国将慢性肾衰竭根据肾功能损害程度分4期：肾功能代偿期、肾功能失代偿期、肾衰竭期和尿毒症期（分别相当于NKF-K/DOQI的第2、3、4、5期）（表9-2）。

表 9-1　美国肾脏病基金会 K/DOQI 专家组对 CKD 分期的建议

| 分期 | 特征 | GFR 水平/ （ml · min$^{-1}$） | 防治目标 - 措施 |
|---|---|---|---|
| 1 | 已有肾损害，GFR 正常 | ≥ 90 | CKD 诊治；缓解症状；保护肾功能 |
| 2 | GFR 轻度降低 | 60 ~ 89 | 评估、减慢 CKD 进展；降低 CVD （心血管疾病）患病危险 |
| 3 | GFR 中度降低 | 30 ~ 59 | 减慢 CKD 进展；评估、治疗并发症 |
| 4 | GFR 重度降低 | 15 ~ 29 | 综合治疗；透析前准备 |
| 5 | ESRD（肾衰竭） | < 15 | 如出现尿毒症，需及时替代治疗 |

表 9-2　我国 CRF 的分期方法

| CRF 分期 | 肌酐清除率（Ccr）/（ml · min$^{-1}$） | 血肌酐（Scr）/（μmol · L$^{-1}$） |
|---|---|---|
| 肾功能代偿期 | 50 ~ 80 | 133 ~ 177 |
| 肾功能失代偿期 | 20 ~ 50 | 186 ~ 442 |
| 肾功能衰竭期 | 10 ~ 20 | 451 ~ 707 |
| 尿毒症期 | < 10 | ≥ 707 |

## （三）肾小球滤过功能如何测定？

肾小球滤过功能，是指循环血液经过肾小球毛细血管时，血浆中的水和分子大小不同的溶质，滤入肾小囊形成超滤液（原尿）的功能，即肾脏清除代谢产物、毒物和体内过多的水分的功能。评价肾小球滤过功能主要是检测肾小球滤过率（GFR），临床常用的方法包括以下方法：

**1. 血清肌酐浓度（Scr）**　清晨空腹抽血化验。正常值：男性 53 ~ 106μmol/L，女性 44 ~ 88μmol/L。

肌酐是体内肌肉组织代谢产物，经血液循环到达肾脏，从肾小球滤过后再从尿中排泄。当肾小球滤过功能明显下降（往往下降 50% 左右）时，血肌酐浓度就会开始升高。由于血清肌酐浓度受体内肌肉容积的影响，故血清肌酐水平个体差异较大。例如，青壮年男性、运动员、体力劳动者，肌肉发达或进食大量瘦肉者，血清肌酐浓度相对偏高；女性、长期卧床者、老年人、体力活动很少、肌肉萎缩者，则血清肌酐偏低。因此对于老年人、体瘦者、长期卧床者，尽管血肌酐水平仍在正常范围，实际肾功能可能已有轻度降低。

**2. 肌酐清除率（Ccr）**　正常值：80 ~ 100ml/min。Ccr 能较早地反映肾小球滤过功能损害程度。在多数成人中，当 Ccr 下降 50% 左右时，血清肌酐才会开始升高。但由于血清肌酐水平个体差异较大，而且 Ccr 各种计算方法均可能有一定误差，多数往往容易偏低，因此不能仅仅通过一次 Ccr 结果来评价肾功能。

**3. 血清尿素氮浓度（BUN）**　正常值：2.9 ~ 7.5mmol/L。BUN 在反映肾小球滤过功能方面有一定参考价值，但影响因素较多，因此不能仅仅通过血中 BUN 浓度判断病人肾功能。

**4. 肾小球滤过率（GFR）**　是指单位时间（通常为 1 分钟）内两肾生成滤液的量，正常成人为 90 ~ 125ml/min。虽然 GFR 难以测量，但它可由血清肌酐估计得到。应用 Cockcroft-Gault 和/或 MDRD 公式，利用血肌酐、尿素氮和清蛋白水平，经性别、种族、年龄和体表面积校正后计算肾小球滤过率是目前推荐的方法。

（1）Cockcroft–Gault 公式：

$$Ccr = [(140 - 年龄) \times 体重（kg）] / [0.818 \times Scr（\mu mol/L）]$$

注：内生肌酐清除率计算过程中应注意肌酐的单位，女性按计算结果 $\times 0.85$。

（2）简化 MDRD 公式：

$$GFR[ml/(min \cdot 1.73m^2)] = 186 \times (Scr) - 1.154 \times (年龄) - 0.203 \times (0.742 女性)$$

注：Ccr 为内生肌酐清除率；GFR 为肾小球滤过率；Scr 为血清肌酐（mg/dl）；年龄以岁为单位；体重以 kg 为单位。

现在，肌酐测定可溯源至参考方法，而且在美国超过 75% 的临床实验室的常规报告包括 eGFR。

## （四）肾功能等同于血肌酐值吗？

血肌酐因为检测简单，是临床上普遍使用的评估肾脏功能的检测指标。很多人在常规体检时就会接触到。很多医生也会根据血肌酐是否在正常范围来判断肾脏功能好坏。

但血肌酐不等同于肾脏功能。肾脏功能是指血液在肾脏中滤过清洗的能力，本身无法检测。而肌酐是肌肉代谢的产物，在一定时间里，人体内肌酐的产生相对恒定，同时大部分肌酐都通过肾脏排出体外。如果肾脏滤过功能受损，肌酐就会在体内蓄积。因此，血肌酐在一定程度上可以作为间接评价肾脏功能的指标，也仅仅只是一个指标。血肌酐有诸多缺陷，仅凭血肌酐并不能及时和准确地反映肾脏功能，而且慢性肾脏病的早期，血肌酐水平可能并不升高。同时，有些药物通过影响肌肉代谢，来降低血肌酐值，并不能代表肾脏功能的改善。目前认为，血清胱抑素 C（cystatin C）更能反映肾功能的状态，尤其对早期的慢性肾脏病的诊断更加有意义。

### （五）什么是胱抑素 C（cystatin C）？

cystatin C 分子量为 13kD，是所有有核细胞都可以产生的非糖基化的基本蛋白。它经过肾小球自由滤过，然后被肾小管上皮细胞重吸收和分解，仅有很少部分排泄到尿液中。无法测定其尿液中的清除率，很难研究影响其清除和产生水平的因素。与血清肌酐相比，cystatin C 产生的变异很小，也较少受年龄和性别的影响。但是，有些研究报道 cystatin C 水平升高与较高的 C 反应蛋白（CRP）水平或体重指数（BMI）、甲状腺功能亢进和激素使用有关。此外，其他研究提示，在肾移植病人中，相较于血清肌酐值，cystatin C 具有较高的肾外清除水平和个体内变异。

### （六）cystatin C 是较肌酐更准确的滤过标志物吗？

有些研究显示，根据血清中 cystatin C 水平估测的 GFR 较根据血清肌酐水平估测的 GFR 准确。最近的研究清楚地证实，在老年人中，cystatin C 是不良事件（包括死亡率、心衰、骨量丢失、外周动脉疾病和认知功能障碍）较好的预测指标之一，价值优于血清肌酐或估测的 GFR。产生这些结果可能是由于 cystatin C 是较肌酐更好的一个滤过标志物，尤其是在老年人中。

# 第三节　慢性肾衰竭的防治

### （一）为什么慢性肾脏病必须早期防治？

慢性肾脏病如不早期防治，病情将逐渐进展，直至发展到尿毒症，不仅损害病人的健康及劳动能力，给病人带来极大痛苦，甚至将危及病人生命，同时，也将极大增加病人家庭及社会的经济负担。实际上，慢性肾脏病早期防治率低已经带来严重后果。有 20%～30% 的肾脏病病人由于对肾脏病防治知识缺乏，首次到医院就诊时往往发现肾功能已经发展至不可逆转的阶段。

只有做到早期防治，才能大幅度降低慢性肾脏病的患病率；对已有慢性肾脏病的病人来说，才可能显著延缓肾功能的恶化速度，推迟进入透析的时间，改善病人的生活质量，减小透析治疗人群的规模，并为家庭、社会节约大量的医疗资源和费用。因此，慢性肾脏病必须进行早期防治。

### （二）怎样对慢性肾脏病进行早期防治？

1. 对没有肾病的人群（健康人群），要做好预防。具体预防措施有：

（1）减少盐的摄入，饮食宜清淡。

（2）平衡膳食：食用大量的动植物性蛋白质，最后的代谢产物——尿酸及尿素氮等都需由肾脏负担排出，故暴饮、暴食将增加肾脏负担。

（3）适当多饮水、不憋尿：尿在膀胱里太久很容易繁殖细菌，细菌很可能经由输尿管感染到肾脏，每天充分饮水、随时排尿，肾脏亦不易产生结石。

（4）有计划坚持每天体力活动和体育锻炼，控制体重，避免感冒。

（5）当喉部、扁桃体等有炎症时，需立即在医生指导下采用抗生素彻底治疗，否则链球菌感染易诱发肾脏疾病（尤其是小朋友更需要注意）。

（6）戒烟；饮酒要适量，避免酗酒。

（7）避免滥用药物，多种药物、化学毒物均可导致肾脏损害。如长期大量服用镇痛剂，不恰当地应用氨基糖苷类抗生素，长期、过量服用含有马兜铃酸的中草药等，可缓慢地引起肾功能破坏。

（8）妇女怀孕前最好检查有无肾脏病及肾功能情况，如果有程度较严重的肾脏病时（有时自己都不知道），要与肾脏专科医师研讨可否怀孕。否则盲目怀孕，肾脏病可能很快恶化，引起肾功能不全。

（9）每年定期检查尿常规和肾功能，也可同时做肾脏 B 超检查。了解疾病的家族史，从而对肾脏疾病早期发现，早期治疗。

2. 对高危人群，即患有可能引起肾损害疾病（如糖尿病、高血压病等）的人群进行及时有效的治疗，防止慢性肾脏病发生（即一级预防）。除上述措施外，还要注意：

（1）积极控制危险因素，如高血压、糖尿病、高尿酸、肥胖、高血脂等，在专科医师指导下坚持药物治疗。

（2）合理饮食，坚持适当的低盐、低糖、低嘌呤、低脂等饮食。

（3）密切观察血压、血糖、血脂、血尿酸等指标，严格控制在正常范围以内。

（4）至少每半年 1 次检测尿常规、尿微量清蛋白及肾功能，以便发现早期肾损害。

3. 对已有早期肾病的病人要给予及时有效的治疗，重在延缓或逆转慢性肾脏病的进展，以期尽最大可能保护受损肾脏（即二级预防）。除以上所述各项措施外，还要注意：

（1）积极治疗原发性肾脏疾病，控制蛋白尿水平：尿蛋白越多，对肾脏的损伤越大。应维持尿蛋白每日排泄少于 0.5g。

（2）低蛋白饮食：低蛋白饮食具有保护肾功能，减少蛋白尿等作用。通常每日每千克体重可摄入 0.6～0.8g 蛋白质。对肾功能受损严重者，对每日进食蛋白质的限制应更为严格，但同时必须防止营养不良。

（3）避免或及时纠正慢性肾脏病急性加重的危险因素：累及肾脏的疾病（如原发性肾小球肾炎、高血压、糖尿病、缺血性肾病、狼疮性肾炎）复发或加重；体内血容量不足（低血压、脱水、休克等）；组织创伤或大出血；严重感染；肾毒性药物或其他理化因素致肾损伤；严重高血压未能控制或血压急剧波动；泌尿道梗阻；其他器官功能衰竭（严重心衰、肝衰竭、呼吸衰竭）；严重营养不良等。

（4）积极治疗肾功能损害导致的并发症，如纠正肾性贫血，纠正水、电解质紊乱（如高钾血症、高磷血症、低钙血症）和酸中毒等代谢异常。

（5）坚持治疗和随访：一些病人经治疗后症状缓解，自身感觉很好，误认为病已"痊愈"，或担心长期服药有不良反应，就自行停药，忽视了维持期治疗随访的重要性。实际上此时病情仍在慢性迁延、缓慢进展。当再次感觉不适去就诊时，疾病的严重程度已发生了很大变化。殊不知，人体感觉的异常往往要比尿液及血液化验指标的变化晚数月至数年。因此，每一位肾病病人不管病情如何，都应定期复查，以防"不测"。长期随访、认真治疗是保证慢性肾脏病疗效的关键。

## （三）慢性肾衰竭的并发症如何治疗？

1. **高血压** 血压是导致肾小球硬化和残余肾单位丧失的主要原因之一。及时、合理的降压治疗，可以减少蛋白尿、延缓 CRF 的发展，保护心、脑等靶器官，改善病人预后。常用的降压药物如利尿药、β 受体拮抗剂、血管紧张素转换酶抑制剂（ACEI）、血管紧张素 Ⅱ 受体拮抗剂（ARB）、钙通道阻滞剂（CCB）等。

2. **肾性骨病** 肾性骨病是 CRF 病人常见的并发症，主要有纤维囊性骨炎（由继发甲状旁腺功能亢进引起）、骨软化、骨再生不良、骨质疏松等，可根据血甲状旁腺素（PTH）水平应用活性维生素 D 治疗肾性骨病。

3. **贫血** 贫血是 CRF 病人的常见表现，对非透析 CRF 病人的严重贫血应予重视。临床研究显示，应用重组人促红细胞生成素（rhEPO）纠正贫血，并补充铁剂和叶酸，可延缓肾功能不全的进展。

4. **代谢性酸中毒** 临床上通常给予口服或静脉滴注碳酸氢钠纠正酸中毒。

5. **高钾血症** 可使用葡萄糖酸钙静脉注射和/或葡萄糖 - 胰岛素静脉滴注，严重高钾血症应及时给予透析治疗。

6. **高磷血症** 高磷血症时，除限制磷摄入外，可口服磷结合剂（碳酸钙、枸橼酸钙、醋酸钙等）。

## （四）肾脏替代治疗有哪几种方式？

目前成熟的肾脏替代方法有两种，即透析治疗和肾移植，而透析治疗又分为血液透析和腹膜透析。

血液透析是利用半透膜原理，半透膜不在身体内，而是安置在透析器内，穿刺血管把血液引入透析器中，血液中的代谢废物和过多的电解质，便通过半透膜移入透析器内的透析液中，透析液中加入有利于身体的物质，如碳酸氢根，又可中和血液中的酸性物质，减轻酸中毒，互相有利。在透析液一侧加上负压抽吸，可增加体内水分的排出，负压的大小可控制滤水的多少和快慢，代替肾脏，维持人体新陈代谢平衡，故又称"人工肾"。

腹膜透析就是利用人体腹腔内的腹膜作半透膜，腹膜面积有如人的体表面积。腹膜上分布着丰富的微血管，血管内的血液就是半透膜其中一侧的液体。在置入腹膜透析导管后，透析液可在重力作用下经导管进入腹腔，腹膜毛细血管内的血液和透析液进行水分和溶质的转运与交换，需要通过不断地更换腹腔内透析液以清除病人机体内多余水分和代谢废物，达到净化血液的目的。

肾移植是指将某一个体的正常肾脏用手术方法移植到另一个体体内的技术。

## （五）开始肾脏替代治疗的时间

适宜透析可使病人临床获益最大，不仅可以减轻病人尿毒症临床症状，减轻医疗花费，改善生活质量，还可降低死亡风险，对改善病人预后起到重要的作用。加拿大肾病协会修订了《2014 年慢性透析开始时机的临床实践指南》，该指南建议：eGFR 小于 15ml/（min·1.73m$^{-2}$）时需要肾脏病医生密切监测；当病人出现尿毒症相关症状和体征或 eGFR 降至 6ml/（min·1.73m$^{-2}$）及以下时，开始血液透析。

## （六）血液透析有哪些优点和缺点？

1. **优点**　相比较于腹膜透析，血液透析更高效，可以在短时间内清除体内多余的水分和毒素，尤其适合肺水肿、高钾血症和药物中毒的快速解救。

2. **缺点**

（1）病人需要在工作时间到透析中心接受治疗，往往影响正常就业而脱离社会。

（2）每次透析都需要行血管穿刺，有一定痛苦。

（3）血液透析将血液在体外循环，而且需要快速脱水和消除毒素，对循环系统的影响较大，有发生心脑血管意外的危险。

（4）需要建立血管通路，存在血管通路相关的风险，比如出血、感染、内瘘狭窄，血栓形成等。

（5）初次血液透析或者血清毒素水平很高的病人，治疗后可能出现脑水肿和透析失衡综合征。

（6）低血压较为常见，可能与水分快速清除有关；显著影响病人长期寿命及生活质量。

## （七）腹膜透析有哪些优点和缺点？

### 1. 优点

（1）腹膜透析的技术相对简单，对病人或家属进行培训后，可在家中进行治疗，不需要像血液透析那样每周数次往返于治疗中心，时间上更自由，甚至可以不影响正常工作时间。

（2）不需要血管通路，不会出现血管通路相关的并发症。

（3）脱水过程持续缓慢，不像血液透析需要在 4 ~ 5 小时内大量脱水，因此出现低血压的概率远小于血液透析，对肾脏功能的恢复或者残余肾脏功能的维持有好处。

（4）体内垃圾清除过程缓慢，由于体内环境剧烈变化导致的并发症少见，更适合于心脑血管系统不稳定的病人。

### 2. 缺点

（1）居家治疗，需要强大的家庭支持，包括干净、整齐的环境等。

（2）病人或家属如没有严格掌握好无菌操作，容易感染，导致腹膜炎；这意味着病人和家属需要承担更多的责任。

（3）体内垃圾和水分清除缓慢，不利于药物中毒、危及生命的高钾血症和肺水肿等快速解救。

（4）长期腹膜透析可能出现腹壁变薄和疝气，有时候不得不为此改行血液透析。

（5）存在与腹膜透析插管相关的并发症：漏液，感染，打折导致的引流不畅，引流时疼痛等。

（6）不是所有病人都适合行腹膜透析治疗，比如腹腔容积太小、插管部位癌症、感染等。

（7）腹膜透析相关的代谢并发症，比如腹透液中葡萄糖反被人体吸收导致的高血糖等。

（8）蛋白质等营养丢失多于血液透析，不适合病情危重以及消耗状态的病人。

（9）随着残肾功能的丢失，腹膜透析治疗难以达到透析充分，需要转为血液透析。

## （八）肾移植治疗慢性肾衰竭的优缺点？

肾移植是目前最佳的替代方式，它相对完整地保留了肾脏所有功能，包括内分泌功能。成功的肾移植可以改善生活质量，降低因肾脏原因死亡的概率；可以避免在透析上花费大量时间。如果条件允许，肾移植是首先推荐。但肾脏移植也并不是完美无缺，一劳永逸。肾脏移植本身是一次手术，术中及术后均有相应的风险，感染、出血、周围脏器损伤，甚至死亡。移植的肾脏并不被身体固有的防御体系承认，因而肾移植后可能出现急性或者慢性移植排异反应，不得不人为抑制自身的防御体系。长期服用免疫抑制药物，不仅需要承受巨大的经济负担，也有免疫抑制带来的抵抗力下降，肝肾功能受损，感染，甚至肿瘤等风险。而可移植肾脏来源有限，是肾移植的限制因素之一。

# 第四节　慢性肾衰竭的护理

## （一）慢性肾衰竭病人饮食上需要注意哪些？

通过合理的膳食调配，可以缓解尿毒症症状，延缓健存肾单位的破坏速度，纠正代谢紊乱，阻止或延缓肾功能恶化的进程，改善病人的营养状态，提高生存质量。

视频：慢性肾衰竭的饮食注意事项

1. **充足的热能**　为提高蛋白质的生物利用率，减少体内蛋白质分解，必须供给足够的热量。充足的能量摄入才能保证在坚持低蛋白饮食的前提下，既能延缓肾脏疾病的进展，又能防止发生营养不良，能量供给标准为125.5～146.5kJ/（kg·d）。由于限制了蛋白质的摄入，热能的主要来源为碳水化合物和脂肪。

**2. 优质低蛋白质** 限制蛋白质摄入可以减少氮质代谢产物在体内的堆积，保护残余肾单位，延缓病情进展，因此，适宜的蛋白质摄入在慢性肾衰竭的营养治疗中具有决定性作用。一般是根据内生肌酐清除率和血尿素氮含量来考虑膳食中蛋白质的供应量。蛋白摄入量为 0.6 ~ 0.8g/（kg·d），其中 50% 以上应为优质蛋白质。

**3. 适宜的脂肪** 由于慢性肾衰竭可能出现脂肪代谢紊乱，导致高脂血症，诱发动脉粥样硬化，而影响血清总胆固醇升高的主要成分是饱和脂肪酸、膳食胆固醇以及因膳食热量的摄入与消耗不平衡而导致超重和肥胖。因此，控制饮食中脂质摄入是控制慢性肾衰竭脂肪代谢异常的关键。在脂肪供给上要降低饱和脂肪酸和胆固醇的摄入，注意多不饱和脂肪酸（P）与饱和脂肪酸（S）的比值，P/S 的比值以（1 ~ 1.5）：1 为佳。脂肪的热比应达到 30% 左右，其中饱和脂肪酸应小于 10%，在应用上尽量选择植物油，胆固醇摄入量应少于 300mg/d。

**4. 注意液体入量** 如病人尿量不减少，一般水分不必严格限制，以利于排泄，但对于晚期尿量少于 1 000ml/d，有水肿或心脏负担增加的病人，应限制进液量。当出现尿量过少或无尿时，还应注意避免食用含钾高的食物，以防饮食性高钾血症，高钾血症时限制含钾高的食物摄入，如白菜、萝卜、梨、桃、木耳、紫菜、苹果、西蓝花、绿豆、青豆等。

**5. 适宜的碳水化合物** 充足的碳水化合物可以满足机体的能量需求，减少机体组织的分解。但由于慢性肾衰竭病人存在糖代谢紊乱，为稳定血糖，应鼓励病人摄入复合碳水化合物，减少简单糖类的摄入。

**6. 低盐** 病人若无明显的水肿和高血压，则不必严格限制食盐，以防止低钠血症的发生；若出现水肿和高血压，应采用低盐饮食（3 ~ 6g/d）；若有严重的水肿和高血压时，则采用无盐或少钠膳食。

**7. 低磷** 慢性肾衰竭时高磷血症很常见，而高磷血症可加重肾功能恶化，并使血清钙降低，应采用低磷饮食（如粉皮、粉条、水发海参、芋头、西瓜、淀粉、冰糖、植物油、苹果、水萝卜、白兰瓜、藕粉等），禁食高磷食物（如松子、虾皮、西瓜子、南瓜子、海鱼、虾、腰果、黄豆、黑豆、奶粉、奶片等）。

**8. 充足的维生素** 慢性肾衰竭病人由于进食减少，很容易出现水溶性维生素缺乏，应予以适当补充。但由于大剂量维生素 C 可能增加血中草酸盐浓度，导致草酸盐在软组织内沉积，加重肾功能损害，所以对于维生素 C 的补充以适量为宜。

## （二）慢性肾衰竭病人常用药物及注意事项有哪些？

### 1. 降压药

**（1）降压药的分类及常见药物**

1）利尿剂：常用药物有氢氯噻嗪等，是单独应用治疗轻度高血压的首选药物，尤其适于治疗老年收缩期高血压。常与其他降压药合用治疗轻、中度高血压，既增强降压效果又减轻不良反应。

2）β-受体拮抗剂：常用药物有普萘洛尔、美托洛尔、比索洛尔、阿替洛尔。主要用于高肾素型高血压，心排血量偏高型高血压和伴有心动过速、心绞痛、脑血管病的高血压。

3）血管紧张素转化酶抑制剂：常用药物有卡托普利、依那普利等。单独使用可治疗各种高血压，对原发性、肾性及高肾素型高血压疗效均佳。长期治疗能逆转血管和心室重构。

4）血管紧张素Ⅱ受体拮抗剂：主要药物有氯沙坦、缬沙坦，降压效果与血管紧张素转化酶抑制药相同。主要用于治疗不能耐受血管紧张素转化酶抑制药所致干咳的高血压病人，对原发性和高肾素型高血压疗效尤佳。

5）钙通道阻滞药：常用药物有氨氯地平、尼群地平、硝苯地平。适用于各型高血压治疗，与噻嗪类利尿药、β-受体拮抗剂与血管紧张素转化酶抑制药合用疗效更好。

6）α-受体拮抗药：常用药物有哌唑嗪、多沙唑嗪、特拉唑嗪。适用于伴有高脂血症的高血压病人，也用于高血压合并前列腺增生病人，能减轻排尿困难。

**（2）用药目的：** 无论何种病因所致的肾脏损害，控制高血压对于防止肾脏病变的持续进展和继发的心血管合并症都起到十分关键的作用。其中ACEI 和 ARB 类具有降低肾小球毛细血管内压，缓解肾小球高灌注、高滤过状态，减少尿蛋白及保护肾脏的作用，为肾脏内科降压首选药物。

**（3）用药指导**

1）高血压病人需要长期用药治疗，病人不可随意停药或频繁改变治疗方案。

2）指导病人正确掌握测量血压的方法，并做好详细记录，以便发现并掌握其规律，为合理调整药物剂量和给药时间提供准确依据。

3）在日常生活中，高血压病人在更换体位时动作宜缓慢、轻柔，以免直立性低血压的发生。

4）对于服用可引起心、脑、肾等损害的降压药物时，病人应遵守医嘱定期复查血常规和心、肾功能。

**2. 调节血脂药**　目前，他汀类药物为一线的降血脂药物。脂代谢紊乱是 CKD 伴随的一种生化改变，也是 CKD 发生发展的始动因素。有研究表明，他汀类药物还可以起到减少肾小球硬化的作用。

（1）**药物不良反应**：通常情况下，他汀类药物耐受性良好，但仍有少部分病人会因为其不良反应而不得不终止用药。最多且最为严重的不良反应为肝毒性和肌毒性。

（2）**用药指导**

1）在使用他汀类药物治疗前进行肝功能检查。

2）病人如出现肝功能损伤，可表现为黄疸、身体不适、昏睡、畏食和疲惫等症状，应指导病人及时就诊。病人在用药 12 周或增加剂量后应增加肝功能检测的频率。肝功能保持良好者，可 6～12 个月复查转氨酶。如果增加剂量，则每 12 周复查肝功能；剂量稳定后，可改为每 6 个月复查肝功能。

3）K/DOQI 指南指出，他汀类药物导致无症状性肝酶升高的风险为 0.5%～2.0%。当病人出现肌痛和触痛时，如果肌酸磷酸激酶的水平升高 10 倍以上并且排除其他原因时，需停用他汀类药物。

4）辅酶 $Q_{10}$ 和 L- 肉碱对他汀类药物诱导的氧化应激、细胞凋亡及线粒体损伤都有保护作用，可以减轻病人的肌痛症状。

**3. 促红细胞生成素**

（1）**用药目的**：CKD 病人贫血的发生率增高始于 CKD 3 期，贫血患病率随 GFR 的下降而逐渐增加，至 CKD 5 期贫血普遍存在。应用纠正贫血药物可有效升高病人血红蛋白，纠正贫血。

（2）**药物不良反应**：高血压是最常见的不良反应，发生率 20%～50%。其他可能的不良反应包括透析通路血栓、高钾血症和单纯红细胞再生障碍性贫血。另外使用 EPO 过程中需警惕血红蛋白过高，过高的血红蛋白水平会导致心血管事件、血栓形成和因充血性心力衰竭而住院的风险增加，甚至导致死亡。

（3）**用药指导**

1）首次用药注意有无皮疹、荨麻疹等过敏反应。

2）观察有无腹痛、下肢不对称肿胀、疼痛、皮温高等血栓栓塞表现。

3）及时测量血压，如血压过高，报告医生处置。

4）本剂的用药可能会引起高钾血症，适当的饮食调整是必要的。

**4. 磷结合剂**　CKD 病人常并发钙磷代谢紊乱。目前临床上常用的磷结合剂主要分为含钙磷结合剂（如碳酸、醋酸钙等）和非含钙磷结合剂（如碳酸镧等）两大类。

（1）**用药目的**：降低高磷血症所导致的严重并发症，如肾性骨病、甲状旁腺功能亢进等。

（2）**药物不良反应**：长期使用含钙磷结合剂，可导致便秘、高钙血症，可增加转移性钙化和心血管疾病的风险。

（3）**用药指导**

1）合理使用磷结合剂，每月监测血钙、血磷及钙磷乘积，并调整用药。

2）碳酸钙可降低血磷、升高血钙、纠正酸中毒且价格便宜，一直是临床最常用的磷结合剂。碳酸钙溶解度差，必须碾碎，建议吃饭时嚼碎，和饭同时服下。

3）非含钙结合剂应随饭服用，减少胃肠道不适症状。

## （三）慢性肾衰竭病人皮肤瘙痒怎么办？

有皮肤干燥、瘙痒症状，嘱病人使用无刺激性的香皂或沐浴液清洗皮肤，避免使用乙醇，用温水洗浴，皮肤干燥者涂润肤露，如病人皮肤瘙痒严重遵医嘱给予止痒药，如炉甘石洗剂等。

## （四）慢性肾衰竭病人日常应观察些什么？

1. 密切观察病人生命体征及意识形态。

2. 观察有无恶心、呕吐、腹泻等消化道症状。

3. 观察有无水肿、呼吸困难、液体量过多的症状和体征。

4. 观察有无乏力、头晕、面色苍白等贫血表现。

5. 观察有无心力衰竭表现。

6. 观察皮肤黏膜是否有无瘀血、瘀斑、瘀点，有无便血等出血征象。

7. 观察病人呼出气体有无尿味，皮肤瘙痒有无抓痕，有无面色晦暗等 ESRD 的表现。

8. 观察有无高钾血症及低钙血症的征象

（1）**高钾血症征象**：①心律失常，心电图表现为 Q-T 间期缩短，T 波高尖对称；②早期常有四肢及口周感觉麻木、极度疲乏、肌肉酸痛、恶心呕吐和腹痛的症状。

（2）**低钙血症征象**：①神经肌肉系统，早期可出现肌痉挛，周围神经系统早期为指/趾麻木，严重的低钙血症能导致喉、腕足、支气管等痉挛，癫痫发作甚至呼吸暂停；②心血管系统，主要为传导阻滞等心律失常；③骨骼与皮肤、软组织，表现为骨痛、病理性骨折、骨骼畸形等。

## （五）CKD-MBD 的预防及护理有些什么？

1. **CKD-MBD 概念** 2009 年 KDIGO 颁布的 CKD-MBD 临床实践指南中提出，将以往的肾性骨营养不良和肾性骨病的范围延伸，统称为 CKD-

MBD。临床表现除继发性甲状旁腺功能亢进、矿物质和骨代谢异常之外，还可以出现心脏瓣膜、血管和软组织等转移性钙化，可导致病人全因（所有死因）和心血管死亡率增加。

2. **主要预防和治疗措施** ①降低高血磷；②维持正常血钙；③控制继发性甲状旁腺功能亢进；④预防和治疗血管钙化。多项研究结果显示病人血磷增高会增加死亡风险，因此，控制血磷是治疗本病的关键。

3. **预防及护理措施**

（1）严密监测血清中钙、磷、血清甲状旁腺激素（intact parathyroid hormone，iPTH）变化。

（2）透析病人遵医嘱调整透析方案，增加透析频率和透析时间以降低血磷。

（3）遵医嘱使用磷结合剂如碳酸钙、醋酸钙、碳酸镧、司维拉姆等纠正高磷血症，使用含磷结合剂如碳酸钙、醋酸钙及活性维生素 D，以纠正低钙血症，必要时静脉输注降磷补钙药物，如有高钙血症者，应避免使用含钙磷结合剂，注意观察病人用药后的钙磷变化及不良反应。

（4）遵医嘱使用含铝磷结合剂时，密切观察病人有无铝中毒表现：①精神症状，如易激惹、谵妄、偏执、幻听、幻视等；②渐进性语言障碍，如口吃、口讷、语钝等；③运动障碍，如骨痛、摇摆步态、肌无力、肌痉挛、抽搐、癫痫等。避免长期使用引起铝中毒。

（5）根据 K/DOQI 指南，CKD 3～5 期非透析病人，血磷超过正常范围者，建议首先限制饮食中磷摄入量，选择磷吸收率低、磷/蛋白质比值低的食物，限制摄入含有大量磷酸盐添加剂的食物，多选择含磷量低而蛋白质含量丰富的食物。

（6）如病人出现继发性甲状旁腺功能亢进时，需严密监测血清 iPTH 水平，遵医嘱服用活性维生素 D 及其类似物以及拟钙剂（如西那卡塞，通过激活甲状旁腺细胞上的钙受体从而直接抑制 iPTH 的分泌）等药物，观察治疗效果及不良反应，无效者可择期外科手术切除甲状旁腺。

（7）指导病人活动时注意安全，避免磕碰、跌倒或骨折。

（查丹凤　袁晓玲）

# 第十章
# 白血病的健康管理

【学习目标】

**识记：**

1. 能正确说出白血病的定义及病因。
2. 能正确陈述白血病的临床诊断。
3. 能正确说出白血病的治疗方法及预后因素。

**理解：**

1. 能用自己的语言正确解释白血病的临床表现。
2. 能举例说明白血病病人贫血的预防和护理。
3. 能举例说明白血病病人感染的预防和护理。
4. 能归纳白血病病人出血的预防和护理。

**运用：**

能运用本章所学知识，制订及评价白血病病人的日常护理计划。

## 案例

视频：白血病的识别

**问题与思考:**

1. 白血病是什么?
2. 如何诊断白血病?
3. 佳佳的哪些症状是白血病的特征性临床表现?
4. 如何治疗和护理白血病病人?

白血病,俗称"血癌",是一种血液系统恶性疾病。随着经济的飞速发展,特别是工业经济的快速发展,环境污染加剧,肿瘤已成为严重威胁人类健康和生命的最严重疾病之一。近年来,恶性肿瘤的发病率不断攀升,白血病的情况更是不容乐观。据报道,我国白血病发病率 3.0 ~ 4.0/10 万,在各种肿瘤中占第 6 位。35 岁以下年轻人群中,白血病的发病率目前居于恶性肿瘤之首。而恶性肿瘤死亡率中,白血病在男女性中分别居第 6 和第 8 位,儿童及 35 岁以下的死亡率中居第 1 位。急性白血病多于慢性白血病。急性白血病中,成人以急性非淋巴细胞性白血病(AML)最多见,儿童中则以急性淋巴细胞白血病(ALL)较多见,占 75% ~ 85%。儿童急性白血病的高发年龄是 2 ~ 6 岁,其中 1 岁以上的急性白血病病人里,男孩多于女孩。城市的发病率高于农村。

# 第一节  白血病的识别

## (一)什么是白血病?

白血病是一种造血系统恶性增生性疾病,为造血干细胞在分化过程中的某一阶段发生分化阻滞、恶性增生所致。正常情况下,血液系统的造血干细胞,会分化发育成红细胞、血小板、白细胞。这些血细胞可以运输代谢物质、调节机体功能、同时起到防御和保护作用。白血病病人身体里的造血干细胞生长发育过程中出现了问题,无法长大成为成熟的红细胞、白细胞和血小板,而不成熟的细胞疯狂复制,影响了相应的功能,导致一系列临床症状。

早在 1827 年,法国医生 Velpeau 描述了一例死亡病案,表现为发热、乏力、腹胀,住院不久即死亡,后经尸检后发现肝脾明显增大;1845 年德国病理医生 Rudolf Virchow 对此类病人的血液进行观察,发现该类病人的血液成分里有很多无色或白色的小球体,于是在 1847 年正式提出了"白血病"这个名称,即"白色的血液之病"。

1938 年 Forkner 将白血病分为急性白血病和慢性白血病两大类,并提出急性白血病分为髓细胞型、淋巴细胞型、单核细胞型。此后又有许多学者提出了不同的分型方法。1976 年法（F）、美（A）、英（B）三国的血液学专家协作组统一将急性白血病分为急性淋巴细胞性白血病和急性非淋巴细胞性白血病两大类型，再分各个亚型，这就是著名的急性白血病 FAB 形态学分型方案。该标准在之后多次修改后，被全世界各地广泛采用。

1986 年 FAB 协作组在原来基础上提出了 MICM 分型，以细胞形态学为基础，免疫学、细胞遗传学和分子生物学作补充，使分型更趋精准，目前已成为一种新的国际通用标准并广泛使用。

## （二）为什么会患上白血病？

白血病的真正病因，还不完全清楚，每个病人的白血病成因也可能不同。内因包括基因转变或免疫功能缺陷症。外因主要是病毒感染和环境因素。

从基因转变角度，超过 70% 的白血病病人出现某种染色体转变。一些遗传性染色体疾病，如唐氏综合征，白血病发病概率比正常儿童高 10 倍。如果病人本身就有先天性免疫缺陷疾病，白细胞突变会不受免疫系统控制，从而发展成白血病。对于病毒感染，目前确定的是成年人的 T 细胞白血病与人类 T 细胞白血病病毒（HTLV1,2）有关，但暂时没有一种病毒被证实与儿童白血病有确切关系。环境因素包括强烈的辐射、化学物质。强烈的辐射能引起白血病，例如第二次世界大战时，日本原子弹爆炸附近生存者患上白血病的概率大为提高。除了辐射，使用化疗药物也可能出现继发性白血病，尤其是急性髓性白血病。一些化学物质，如苯化合物、杀虫剂、重金属、除草剂也会导致骨髓损伤，主要与急性髓性白血病相关。一些研究结果显示，白血病的发生可能与下列因素有关：病毒、化学物品、放射线、遗传因素等。以上因素可导致基因突变或染色体畸变，形成白血病细胞株，加上人体免疫功能下降或缺陷，使白血病细胞不断增殖，导致白血病发生。

单一的因素不一定引起发病，但是如果同时存在基因改变和其他因素如病毒、辐射等，造血干细胞不能正常地分化、成熟，甚至不受控制地疯狂复制，才会发病。

## （三）白血病的临床表现有哪些？

白血病病人的临床表现多种多样，最常见的是发热、进行性贫血、皮肤黏膜和内脏出血，以及肝脾淋巴结肿大，有的病人还会出现骨关节疼痛。这些都跟骨髓的功能丧失和白血病细胞浸润相关。骨髓功能丧失就是骨髓里面的白血病细胞过度繁殖、破坏正常细胞的数量和功能，产生进行性贫血、出血和发热。除了疾病会导致骨髓功能丧失，后面的治疗也会影响骨髓功能。

最早出现的症状是进行性贫血，它是由血红蛋白减少引起的。血红蛋白的主要功能就是携带氧气运送至各个组织细胞，因此，血红蛋白的减少会引起组织和器官的缺氧。疾病早期会发现面色苍白、无力、疲倦。此时心脏和肺会通过加快运动来补充机体需要的氧气，如持续加重，则心血管系统和呼吸系统会持续缺氧，就会出现头晕目眩、呼吸困难。严重缺氧时会出现充血性心力衰竭，甚至危及生命。

其次是出血。出血是血小板减少最明显的临床症状。皮下出血可以看到出血点、瘀斑。鼻出血或者牙龈出血也很常见。正常儿童鼻出血也常见，但频繁及长时间的出血（＞15分钟）就有问题。出血初期不会引人注意，因为磕碰出现瘀斑很常见。但多处的瘀斑或瘀点出现在不常见的部位，如腰部或者胸前，就证明病人有出血性的疾病。

骨髓功能丧失还会导致发热和感染，其中发热最常见。粒细胞数量减少，免疫系统受抑制，都可能增加病人的感染风险，都可能导致发热。因为免疫力低，容易发展成脓毒症，死亡率高，需要积极抗生素治疗。另外，白血病也可能引起肿瘤热，不伴任何感染，持续发热超过1～2周，可以呈间断性低热或高热。这在白血病病人中也很普遍，抗生素治疗是无效的。

除了骨髓功能丧失，还有白血病细胞浸润症状，比如肝脾淋巴结肿大、骨关节疼痛。有的病人初发症状就有胸骨压痛，还有的病人因为疼痛拒绝走路或者走路时一瘸一拐，此即骨髓受白血病浸润的症状。

除此之外，白血病病人还有癌症的一般症状：体重下降、食欲缺乏、盗汗等。

## （四）白血病的诊断方法是什么？

白血病的诊断主要依靠骨髓穿刺，主要步骤见图10-1至图10-5，其结果显示骨髓中原始细胞明显增高。获得骨髓涂片后还可以进行细胞形态学、免疫学、细胞遗传学、分子生物学的分型。骨髓穿刺术主要目的是检查骨髓内细胞形态和分类，不但是确诊白血病的必要依据，同时能指导治疗、判断疗效、估计预后等，在白血病的诊治中意义重大。穿刺的主要部位包括髂前上棘、胸骨、髂后上棘或棘突。操作前30分钟可以在穿刺部位涂抹皮肤表面麻醉剂，并在操作时对穿刺部位进行局部麻醉，以减少疼痛。穿刺中护士会协助医生准备用物、摆放体位、消毒皮肤、控制疼痛、留取标

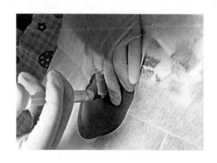

**图 10-1　骨穿的主要步骤（1）**

本等。穿刺后护士会对病人伤口进行压迫止血和无菌包扎，密切观察伤口是否渗血和疼痛，以及病人的面色、神志、生命体征等情况，24小时内病人避免剧烈活动和局部潮湿，24小时后无异常即可去除敷料。

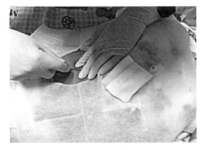

图 10-2　骨穿的主要步骤（2）　　图 10-3　骨穿的主要步骤（3）

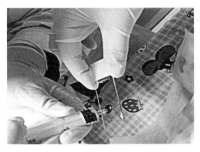
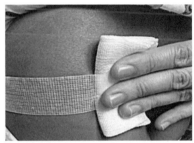

图 10-4　骨穿的主要步骤（4）　　图 10-5　骨穿的主要步骤（5）

## （五）腰穿是什么？为什么要做腰穿？

腰穿是腰椎穿刺术（主要步骤见图 10-6 至图 10-9），是为了抽取脑脊液确诊有无中枢神经系统白血病（central nervous system leukemia，CNSL），或者鞘内注射以预防 CNSL。做腰穿时，医护人员会要求病人像"虾米"一样侧卧，即头向前胸部屈曲，两手抱膝紧贴腹部，这样可以充分暴露腰椎。一般从 $L_3$ ～ $L_4$ 椎间隙进针，结束后不需要特别按压，无菌敷料覆盖，用胶布粘贴固定，保持敷料清洁、干燥即可。腰穿后应去掉枕头，平躺 4～6 小时，以预防颅内压降低导致的头痛，其间不要暴饮暴食，以免引起胃部不适，可以看书、听音乐等，以转移注意力。

视频：白血病病人腰穿的照护

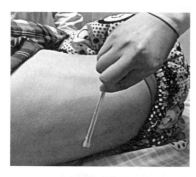

图 10-6　腰穿的主要步骤（1）

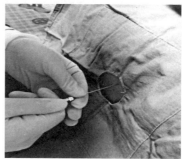

图 10-7　腰穿的主要步骤（2）

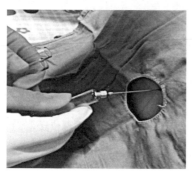

图 10-8　腰穿的主要步骤（3）

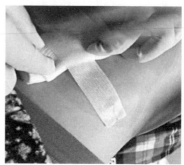

图 10-9　腰穿的主要步骤（4）

# 第二节　白血病的发展

## （一）白血病会如何进展？

　　如果不及时治疗，急性白血病病程急、发展快，最长生存时间是半年，平均生存时间为 3 个月，甚至有的病例从诊断到死亡，只不过 1 周左右的时间。死亡主要原因是出血和感染。

　　白血病引起的骨髓抑制会造成正常红细胞生成减少而导致贫血，常为白血病首发症状，呈进行性加重。由于红细胞（其中血红蛋白）主要负责携带氧气至全身，以提供机体活动所需能量，所以当贫血红细胞减少时，血液携氧能力下降，会引起全身组织和器官缺氧和功能障碍。缺氧状态下机体交感神经兴奋，会促使心率增快、心排血量增加、血流加速。贫血得不到及时纠治，可诱发感染、贫血性心脏病等并发症。所以贫血时应以减少机体耗氧量为核心，合理安排休息和活动。根据血红蛋白浓度可划分贫血严重程度，其中血红蛋白 90～120g/L 是轻度贫血，60～90g/L 是中度贫血，30～60g/L 是重度贫血，＜30g/L 是极重度贫血。贫血时，病人可以增加卧床休息时间；病情允许，可自理生活，活动量以不加重症状为度；活动中进行自我监测，若脉搏≥100 次/min 或出现心慌、气喘，应停止活动或协助其活动；同时饮食清淡易消化富含水分、少量多餐，避免便秘，这些措施均能降低机体耗氧。

视频：白血病病人贫血的进展

## （二）白血病能治愈吗？

虽然白血病是造血系统的恶性肿瘤，其预后亦受发病时的白细胞计数、年龄、免疫分型、细胞遗传分型及性别等影响，但随着现今医学的发展，通过系统的化学治疗方案，或根据需要结合放射治疗、造血干细胞移植，其治疗效果得到大幅度提高和改善。从 20 世纪 70 年代有效的治疗方法出现开始有 ALL 长期存活者。尤其是 80 年代以后，更有效的化疗方案极大提高了治愈率。据报道，ALL 5 年以上无病生存率（EFS）可达 75%～80%，部分非高危病人的 EFS 已达到 90%。

## （三）白血病的预后情况如何？

随着联合化疗方案的使用，更多白血病病人能达到长期存活，许多国家级报道都能达到 70%～80% 的 5 年无病生存率。目前较为广泛接受的预后因素包括以下几个方面：

1. **诊断时外周血白细胞数** 约 15% 病人的白细胞≥$50 \times 10^9$/L，这是公认的不良因素，复发率较高。

2. **年龄** 发病年龄小于 1 岁的婴儿，大多为高白细胞数、早期前 B 细胞型、t（4,11）易位、骨髓外浸润较多，预后较差。10岁以上的病人，亦为不良预后因素。

**3. 白血病生物学特征** DNA指数与染色体数目有紧密关系，高DNA指数（DI）见于超高两倍体染色体，但DI可用流式细胞仪快速测定。DI>1.16者预后较好，多见于标危病人。

**4. 早期化疗反应** 德国BFM方案肯定7天泼尼松的治疗反应，对预后有重要指示作用。另一早期反应是以7天或14天化疗后骨髓幼稚细胞数，达完全缓解者预后较好。

**5. 其他** 男性一般预后较女性略差，故有些方案男性的总治疗时间加长6个月。但一些方案男女治疗时间无差别。T细胞淋巴细胞白血病，以往预后较差，但随着强力化疗，现在T系ALL与B系ALL的CCR已无太大分别。一些以往的生物因素（如血红蛋白、血小板数等），现在都不在预后因素内。

# 第三节　白血病的防治

## （一）白血病能预防吗？

白血病病因不明确，所以没有明确的预防方法。内因（基因转变或免疫功能缺陷症）难以预防，但对外因（包括病毒感染、环境因素等），做好自身环境防护工作，养成规律良好的生活习惯等对白血病的预防有一定作用。

**1. 做好环境防护，避免外因** 一般认为此病的发生与电离辐射、化学制剂、药物、病毒感染等因素有关。尽可能避免接触放射线，包括频繁的X线诊断和放射治疗。避免接触苯、甲醛及其衍生物，如使用含超标苯、甲醛浓度的家庭装修材料，农药、汽油、油漆等。蔬菜、水果食用之前应先洗干净，并要用足够的时间进行浸泡，能去皮的一定要尽量去皮，最大限度地去除残留农药化肥的污染。

**2. 规律良好的生活习惯** 免疫功能低下、抵抗力减弱，就容易感染各种病毒细菌，容易促发细胞的基因突变。所以，家属应从营养、运动、睡眠等方面给病人做好护理，预防病人频繁感染病毒。

**3. 如有异常，尽早就诊** 要重视身体的"蛛丝马迹"。出现以下症状要尽早就诊：长期（超过1周以上）低热和感染；无法解释的体重减轻；原因不明的皮肤或牙龈等处的出血；乏力或气短；颈部、腋下、腹股沟淋巴结肿大。

## （二）白血病如何治疗？必须要骨髓移植吗？

急性白血病治疗以化疗为主，根据需要联合骨髓移植、免疫治疗等。

1. **化疗**　一般都采用多种不同化疗药物做联合治疗，分阶段轮流使用，以避免癌细胞产生抗药性。现在大多数方案都将较重的治疗放在最初6～8个月，以尽快降低癌细胞数量，然后用较轻的维持药物，进行持续性治疗。整个疗程大多都在2～3年完成，包括诱导缓解、巩固强化、中枢神经及庇护所治疗，还有维持治疗。

2. **骨髓移植**　骨髓移植是治疗部分高危、复发和难治白血病病例的有效手段，但并不是所有的白血病病人都需要进行骨髓移植。对多数急性淋巴细胞白血病病人、少数急性非淋巴细胞白血病病人和成人急性白血病病人来说，规范化疗可以达到与骨髓移植一样的效果，且不良反应小、生活质量高。

3. **免疫疗法**　CAR-T疗法，即嵌合抗原受体T细胞免疫疗法，其通过基因工程技术，人工改造肿瘤病人的T细胞，输入病人体内用以攻击癌细胞。其实就是给自体T细胞装上了一双可以识别癌细胞的"眼睛"，如果它们发现癌细胞，不仅会杀死癌细胞，还会开始分裂，在体内创造出"灭癌大军"。2011年，宾夕法尼亚大学首次成功利用CART疗法治愈两名复发难治B淋巴细胞白血病病人，目前研究显示对难治性恶性血液病有积极疗效。但CART疗法带来的不良反应也不可忽视，主要是细胞因子风暴和免疫效应细胞相关神经毒性综合征；另外CART疗法远期疗效也存在很大的考验。

## （三）除了化疗，还要输血、输营养液吗？为什么？

除了化疗，医护人员还需给病人提供支持治疗，包括危重症处理、抗感染及输血、营养支持和心理辅导等。初期化疗时，大量白血病细胞死亡，细胞内的钾和尿酸都会到血液里，短时间内超过肾过滤的阈值，就可能导致肾功能损伤，甚至急性肾衰竭，即肿瘤溶解综合征。因此初期化疗期间会进行大剂量的水化碱化、口服别嘌醇，同时定期监测生命体征和电解质。另外，疾病和化疗会抑制骨髓功能，不但引起严重的中性粒细胞下降，还会抑制整个免疫系统。事实上，感染是白血病非复发的主要死亡原因。如果病人出现发热伴粒细胞数量低，应尽快给予广谱抗生素治疗。在化疗后的骨髓抑制期，还会使用集落刺激因子，可以缩短白细胞低下时间，尽快控制感染。如果出现严重贫血及血小板减少，还应给予输血治疗。严重贫血（HGB < 65g/L）或者有严重并发症出现时输注红细胞悬液。血小板低下（< $20 \times 10^9$/L）时，自发性严重出血的风险增高，所以应预防性输注血小板。化疗期间保持良好营养可以减少感染和其他并发症，因此，宜给予病人

高蛋白高能量的饮食。如果因为口腔溃疡或其他原因难以进食，医护人员还会给病人留置胃管，或者给予肠外营养。

视频：白血病病人感染的照护

# 第四节　白血病的护理

## （一）化疗后发热应如何处理？

化疗后引起骨髓抑制，容易发热、感染，与诊断初期的肿瘤性发热不同。白细胞是人体的卫士，正常范围是（4~10）×10⁹/L。一旦白细胞低，就可能有感染的危险。骨髓抑制期病人白细胞下降明显，感染可能进展迅速，变得很严重，抗生素有时也难以控制，所以非常危险，这也是白血病病人非复发性死亡的最主要原因。因此，化疗后最重要的就是预防感染，观察病人有无感染以及感染后的处理。

**1. 预防感染**　中性粒细胞低容易引起皮肤黏膜、呼吸道、消化道感染。预防感染要从环境和自身做起。

**（1）环境：**医院会对严重的中性粒细胞减少病人做好保护性隔离，比如住单人间、使用空气净化器等。病人家属需要保持病房和居家环境的整洁。每天开窗通风，衣服被褥勤晒洗，让病人远离灰尘；同时避免阴暗潮湿，防止真菌在浴室和厨房滋生，比如地面、桌面，每天都要用消毒水擦拭，保持清洁。日常用品，包括书本、玩具要定期消毒或暴晒，保持清洁。不要在房间里摆放鲜花或者绿植，因为植物叶面或根部很容易滋生病菌。要限制探视人数，每次不要超过2人。尽量限制感冒生病或2周内打过疫苗的人探望，以免影响病房和家里环境，导致病人感染。

**（2）洗手：**洗手是最简单最有效的预防感染的措施。手是最常见的疾病传播媒介。比如捂嘴打喷嚏，鼻腔里的细菌就黏在手上，如果这时候再照顾病人、做饭，病菌就从手传播到病人身上，容易引起感染。病人、照顾者、探望的亲戚朋友都要勤洗手。日常的洗手可能会漏掉很多部位，尤其是手指缝、指甲、手指关节褶皱的地方。推荐使用六步洗手法，把掌心、手背、指

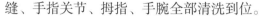

缝、手指关节、拇指、手腕全部清洗到位。

（3）**皮肤黏膜清洁**：皮肤黏膜是最常见的感染部位，包括浅表皮肤、静脉留置针置管的部位、骨穿腰穿的部位、手术切口、口腔黏膜或者肛周黏膜。病人应每天擦身或者洗澡，保持皮肤清洁；定期更换干净柔软的衣服及床上用品；还要勤剪指甲，保持指甲缝清洁。每天坚持早晚刷牙，刷牙后用葡萄糖氯己定溶液漱口，每天2次，同时，每天用漱口水至少漱口4次，尤其是吃东西或者喝含糖饮料后，以保持口腔清洁。另外，肛周黏膜炎的预防也很重要，每天用抗菌沐浴液坐浴1次，或者大便后洗干净再坐浴，每次15分钟；泡好之后擦干、晾干或者吹干，使用棉签蘸新霉素软膏，由外向内涂抹肛门周围，最后用棉签伸入肛门内1cm涂抹。当血小板很低时，勿往肛门里涂抹，以防破损出血。

（4）**预防呼吸道感染**：要勤戴口罩，保持室内空气流动新鲜；在呼吸道传染病高发季节（如秋冬季）要少出门，少去人多的地方，比如商场、游乐场。气温变化时要注意保暖和及时增减衣服，以免受凉。

（5）**预防消化道感染**：注意饮食卫生，食物最好由家里制作，保证饮食新鲜、清洁。水果宜去皮，无法去皮的水果（如杨梅、草莓），可能藏有真菌或寄生虫，白血病病人应避免食用，以免腹泻。蔬菜、肉类等都要煮熟，不要吃腌制、生冷食物，比如咸菜、生鱼片、未煮熟的海鲜之类。同时要注意少量多餐，以减轻胃肠道负担。

2. **观察感染症状** 病人家属需要学会分析血常规、测量体温和评估疼痛。住院期间常规每隔1天测1次血常规，出院之后要每周2次检查血常规。如果白细胞减少或者中性粒细胞减少，意味着感染风险增高。住院期间每天至少测2次体温，出院后每天定时测2次，耳温如果超过38.3℃，证明已发热。中性粒细胞减少时，即使低热也存在严重感染风险。另外，有时感染最早的症状是疼痛，如果病人有异常的难以解释的疼痛，要警惕可能是感染。

3. **感染的处理** 如果化疗后发热或者某个部位出现异常疼痛、咳嗽咳痰、尿频尿急、皮肤黏膜破损，都要到医院就诊。如果发热同时有中性粒细胞减少，即中性粒细胞减少伴感染，极易发生严重感染和脓毒症休克，必须马上到医院就诊处理。

## （二）病人身上出现出血点应如何处理？

化疗后的不良反应骨髓抑制会造成血小板减少。血小板主要参与机体的止血和凝血。如果血小板不足，就会导致出血，其主要表现为皮肤黏膜出血点、瘀点和瘀斑，鼻出血，月经量大等。血小板计数 $< 50 \times 10^9$/L 时，病人就会有出血风险，轻微损伤即可能导致出血甚至内脏出血。血小板计数

$< 20 \times 10^9$/L 时，病人有自发性出血的风险，即没有外力的情况下，也可能出现内脏出血或者关节出血。

血小板减少时最常见的就是皮肤黏膜出血，有的病人可能会出现皮肤的出血点、瘀点、瘀斑，或者牙龈出血、鼻出血。血小板进一步减少后可能会发生内脏出血，比如消化道出血，可以看到大便颜色变黑甚至血便，或者呕吐咖啡色液体甚至鲜血；呼吸系统出血的病人，可以看到痰中带血；还有部分病人会发生泌尿生殖系统出血，发现小便变红，甚至血尿；青春期女生可能出现月经过多。最严重的是颅内出血，可能有头痛、喷射性呕吐。有的病人还会有中枢神经系统改变，如脾气突然变得暴躁、嗜睡、叫不醒。轻度出血如皮肤少量出血点或可以按压止血的鼻出血，可以暂时不到医院就诊，在家观察；但如果出现胃肠道、呼吸系统、泌尿生殖或者颅内出血，一定要马上就诊。一旦大量出血，会有失血性休克的危险。

日常照护中最重要的还是预防出血，主要是确保环境和物品的安全，安排安全的活动，做好皮肤护理、合理饮食、预防便秘。

1. **安全的环境和物品**　居家环境中要尽量避免尖锐物品。除了锐利的刀具或者尖锐边缘的玩具，日常活动时的常用物品也应该用低危险性物品代替。比如刷牙的时候，用海绵或软毛牙刷，避免使用牙线或牙签，以免牙龈出血。

2. **安全的活动**　要避免剧烈的、有撞击性的体育运动。当血小板低于 $50 \times 10^9$/L 时，病人有出血风险，要减少不必要的社交活动，增加休息。当血小板低于 $20 \times 10^9$/L 时，病人有自发性出血的风险，要卧床休息，吃饭、刷牙、上下床之类的基本生理活动都要协助完成。

3. **皮肤护理**　要勤剪指甲，避免搔抓皮肤。皮下有出血点本身会增加皮肤易感性，同时骨髓抑制时机体的白细胞也会减少，增加了感染的风险，所以持续保持皮肤干净非常重要，而沐浴是最有效的保持皮肤清洁的方法。一般 PLT $\geq 60 \times 10^9$/L 时，病人可以洗澡，但水温避免过高，避免用力擦洗；当 $20 \times 10^9$/L $<$ PLT $< 60 \times 10^9$/L 时，可根据病人身体状况选择沐浴或清洗；当 PLT $\leq 20 \times 10^9$/L 时，需要绝对卧床休息，以局部轻柔清洗为主。平时穿柔软、舒适的衣服。空气干燥时，可以使用金霉素软膏涂鼻腔，保持湿润，避免因为干燥而出血，另外也要注意避免抠挖鼻孔，以免鼻黏膜出血。

4. **合理饮食**　要避免消化道出血，所以尽量不要吃坚硬、粗糙、带刺、过烫的食物，比如炸鸡、麻辣烫、火锅。最好吃一些富含优质蛋白的软食、半流质饮食，如肉菜粥、鸡蛋面条等。进食时也要细嚼慢咽，促进消化。

5. **预防便秘**　多喝水，多吃蔬菜水果，坚持定时排便，比如练习每天早餐后排便，可以养成良好排便习惯。便秘时，如强行排便可能增加腹压、颅内压甚至导致出血。可以使用温和的通便剂，但当血小板很低时不建议使用肛门栓剂，例如开塞露。

## （三）病人突然发生鼻出血应如何处理？

白血病病人的鼻出血常属于血小板减少性黏膜出血，一般黏膜出血不会短时间造成大量血液丢失，只要及时有效止血，不会造成严重后果。发生鼻出血时病人家属应马上通知护士，护士会准备治疗盘、手电筒，戴清洁手套，帮助病人坐位或半坐位，头部略前倾，再根据出血程度进行止血。如指压病人鼻根处、用湿冷毛巾敷额部和颈部，必要时使用无菌干棉球、肾上腺素及干棉球或明胶海绵、膨胀海绵塞入鼻腔加压止血。由于鼻出血在视觉上容易造成病人紧张、恐惧，而紧张恐惧使血压增高可加剧出血，甚至在病人血小板过低时会诱发颅内出血等严重情况。所以在医护人员及时止血的同时，家属亦要保持镇静，协助医护人员安抚病人，缓解紧张情绪。

视频：白血病病人鼻出血的照护

## （四）病人出现胸闷应如何处理？

白血病初期因为骨髓里大部分都是白血病的幼稚细胞，而化疗后骨髓抑制，造血干细胞正常功能受到抑制，均无法生成正常的血细胞。一旦血红蛋白生成不足，就会造成贫血。血红蛋白的主要功能是携带氧气运送至各个组织细胞，这些氧气对身体任何一个器官都很重要。因此，血红蛋白的减少会造成全身缺氧。

皮肤黏膜苍白是最突出的贫血症状，表现为病人面部、嘴唇、指甲甲床、下眼睑明显苍白。乏力也是最常见、最早的症状。在身体缺氧初期，心脏和肺会通过代偿以满足其他器官的需要。但贫血加重后，心脏和肺功能受损，就会出现心率增快、气促、胸闷，甚至呼吸困难等一系列症状。对于贫血的病人，住院时主要的治疗方式包括吸氧、输血、评估有没有贫血性心脏病或者心衰等。而对于家属来说，最重要的是帮助病人调整活动和休息、合理饮食、避免贫血相关的并发症。

### 1. 调整活动与休息

（1）**轻度贫血**（HGB < 120g/L）：要避免剧烈活动，其他如刷牙、洗脸这些自理活动，或者散步、社交的一般活动，不需要太多限制，活动量以不感到累为宜。

（2）**中度贫血**（HGB < 90g/L）：在能力允许下，鼓励自理活动，可以适当社交，跟家人朋友聊天等，但是要增加卧床休息时间，比如延长午睡时间，或者每活动 1~2 小时就休息。

（3）**重度以上的贫血**（HGB < 60g/L）：建议保持卧床休息，家属要协助病人完成自理活动，比如刷牙、洗浴。

### 2. 合理饮食

贫血时消化系统也缺氧，太过粗糙的食物不易消化，易造成病人食欲缺乏、恶心、胀气。所以贫血病人最好进食易消化的食物，比如软饭、粥、面条等，蔬菜也最好煮软。同时也要保证充足的营养，满足身体的需要，建议进食高热量、高蛋白饮食，比如鸡蛋、鱼、虾、牛肉等。

### 3. 避免贫血相关的并发症

例如晕厥受伤。尤其是长时间活动，比如散步30分钟以上；或者体位变化时，比如睡了很久突然要站起来，或者要下床走路时。尤其是青少年，会因不想麻烦家人或逞强等原因，自行起床行走，易因头晕、体力不支而晕倒。

## （五）化疗后症状为何比化疗前还严重？

化疗在快速、大量杀灭肿瘤细胞的同时，也会影响正常细胞功能，造成机体不同系统的不良反应，包括骨髓抑制、恶心呕吐、口腔和肛周溃疡、肝肾功能损伤、脱发等。其中骨髓抑制最常见，化疗后血小板、血红蛋白、白细胞明显下降。抑制最严重的时间为化疗后的 7~14 天，恢复时间则需要 5~10 天，而骨髓抑制亦是急性白血病发病时主要并发症，因而骨髓抑制相关症状（贫血、出血、感染）不仅在发病时会出现，在治疗后也会延续一段时间，一些对治疗敏感的病人骨髓抑制甚至比治疗前更严重，症状也更严重，需要医护人员和家属一起进行有效预防和监测。

## （六）病人出现哪些问题时需要紧急就医？

出现以下情况均需紧急就医：

（1）白细胞低引起的感染症状：发热；咽痛、持续咳嗽、气急；腹泻、呕吐；尿频、尿急、尿痛；骨痛、关节痛；头痛等。

（2）血小板低引起的出血症状：稍有碰撞皮肤就出现瘀点、瘀斑；任何部位出血后加压止血 5~10 分钟仍不能止血；黑便、鲜红色血便；粉红色尿液、尿液中有血凝块；剧烈头痛伴呕吐等。

（3）红细胞减少引起的低氧血症：轻度活动甚至不活动即感到心慌、气促和胸闷、脉搏增快；眩晕、头重脚轻、嗜睡、记忆力下降等。

（4）接触了水痘、风疹、腮腺炎等传染病病人。

（5）持续 24 小时未进食液体。

（6）持续 3 天未解大便。

（7）不能耐受的疼痛或不适。

（8）任何和平时不一样的改变。

（沈南平　何梦雪）

# 第十一章

# 宫颈癌的健康管理

## 【学习目标】

**识记:**

1. 能正确说出宫颈癌的定义和临床表现。
2. 能正确阐述宫颈癌的主要病因以及三级预防的具体内容。
3. 能正确列举宫颈癌的常用治疗方法及适应证。

**理解:**

1. 能正确解释宫颈癌与宫颈糜烂的关系。
2. 能正确解释 HPV 疫苗与宫颈癌预防的关系。
3. 能列举筛查宫颈癌的经典方法和新方法。
4. 能归纳宫颈癌病人治疗后的随访要点。

**运用:**

能根据不同年龄段的女性人群,制订针对性的 HPV 筛查方案。

### 案例

视频:宫颈癌的识别

**问题与思考：**

　　1. 是什么原因导致赵女士"这么晚才发现宫颈癌"？

　　2. 怎样才能尽早发现宫颈癌？

　　宫颈癌是女性最常见的生殖系统恶性肿瘤之一，其发病率和死亡率居全球女性恶性肿瘤第 4 位，严重影响女性精神及心理健康。最新数据表明，得益于持续广泛的宫颈癌筛查，美国、日本、加拿大等国家宫颈癌的发病率和死亡率已明显下降。但在发展中国家，宫颈癌仍是女性癌症死亡的主要原因。我国是全球宫颈癌发病率和死亡率较高的国家之一。调查数据显示，我国每年宫颈癌新发病例在 13 万以上，且具有"发病率和死亡率均呈现农村高于城市、发病日趋年轻化"的特点。近年来，人乳头瘤病毒（即 HPV 病毒）与宫颈癌发病的关系已得以明确，宫颈癌疫苗也已投入市场，极大程度地减少了宫颈癌对女性健康的危害。

# 第一节　宫颈癌的识别

## （一）什么是宫颈癌？

　　宫颈癌是发生在宫颈上皮的恶性肿瘤，也是当前全球女性生殖器最常见的恶性肿瘤之一。宫颈是子宫与阴道中间的衔接部位，既能保持紧闭来保护子宫免受外界感染，也能通融精子进入以促成受精发生。性发育成熟后，女性进入生育期并开始性生活。女性的生殖道，尤其是宫颈，不可避免地受到各种外来细菌、病毒等的入侵和正面袭击，从而引发各种感染和疾病，宫颈癌就是其中之一。同时，包裹在宫颈表面的鳞状上皮非常菲薄，对机械性损伤也非常敏感。性生活或产科检查、手术等引起的宫颈破损和拉伸，也是引发宫颈癌变的重要因素。

　　宫颈癌的发生往往经过漫长的过程。从最初宫颈炎症、宫颈上皮不典型增生、原位癌，再转变成浸润癌（即临床上所说的宫颈癌），有些女性需要经历几年、十几年甚至几十年。庆幸的是，相比卵巢和子宫的病变，因宫颈癌生长的部位较为暴露而相对容易被发现。同时，现在宫颈癌的普查、筛查方法也已成熟，为早期诊断宫颈癌提供了有利条件。

　　当然，正如视频中的赵女士那样，临床上仍有部分宫颈癌病人由于各种原因导致未能在发病早期得以发现、诊断，直到疾病发展到晚期，出现各种严重并发症才被发现。由于错过了最佳治疗时期，即使接受手术、放疗、化疗等多种手段联合的综合治疗，也具有较高的死亡率。

## （二）哪些人群容易发生宫颈癌？

从发病率来看，40～55岁的女性宫颈癌发生率最高，其次为60～69岁。然而，近年来全球，尤其是我国的宫颈癌发病年龄呈明显的年轻化趋势。那么，究竟哪些女性容易发生宫颈癌？以往的流行病学研究发现，发生宫颈癌的女性多存在一些共同特征，包括：

1. **不良性行为**  过早开始性生活、性生活次数过多、多个性伴侣和不洁性行为、性传播疾病史等。众所周知，性行为可以引发各种性传播疾病。对于女性而言，由于性伴侣的影响，性生活可能产生人乳头瘤病毒（HPV）、疱疹病毒、滴虫、淋球菌、真菌等多种感染，而宫颈是首当其冲的感染对象。一旦病原体和微生物进入女性生殖道并到达宫颈后，可以对宫颈上皮产生直接攻击诱发炎症反应，并进一步改变阴道正常的防御机制，从而引起宫颈病变。

必须强调的是，在众多女性常见生殖道感染病原体中，HPV是目前确认与宫颈癌的发生存在病因关系的病毒。宫颈癌也因此成为目前唯一一个病因明确的妇科恶性肿瘤。研究发现，99.7%的宫颈癌都与HPV感染有关。被HPV感染的细胞会变得大而透明，细胞核发生蜘蛛样改变，并进一步启动无限增生反应，乃至引发恶变，最终引起宫颈癌（图11-1）。

然而，并非所有的HPV感染都会引发宫颈癌。事实上，HPV是女性最常见的下生殖道感染病毒之一，主要通过性传播途径发生感染。70%左右的女性在其一生中感染过HPV。在我国，女性发生HPV感染的年龄呈双峰分布，第一个高峰在17～24岁之间，第二个高峰在40～44岁之间。对于免疫系统健全的女性而言，HPV病毒会在正常的免疫防御中被清除。然而，对于部分免疫系统较弱的女性，当其自身免疫系统无法清除HPV，任由其发展和侵蚀，就会逐渐发展为宫颈癌。

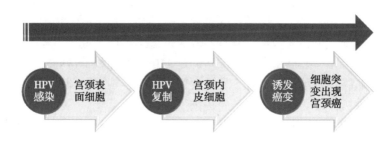

图 11-1  HPV 感染与宫颈癌发病关系示意图

此外，不同 HPV 分型的致病力和致癌危险性也有显著差异。临床上已经根据这两个特性，建立了低危型和高危型 HPV 分型。在我国，与宫颈癌发病密切相关的高危型 HPV 分型包括 16、18、31、33、35、39、45、51、52、56、58、59、68 等。

除了化学性攻击，不良性行为对宫颈鳞状上皮产生的持续反复的机械性攻击也是引发宫颈癌的重要原因。当正常的上皮修复发生改变，即出现不典型增生时，就可能进一步引发宫颈癌的发生。

**2. 特殊的生育史**　如生育时间早、多次分娩、双胎分娩等。一方面，与不良性行为类似，过早、过多的分娩经历产生的机械性损伤会引起不典型增生而诱发宫颈癌；另一方面，阴道分娩时会拉伸宫颈，对宫颈产生一定伤害，所以多胎妊娠也是宫颈癌的高危因素。

**3. 不良生活习惯**　包括吸烟、不良卫生习惯等。例如，平常不注意个人卫生、不重视或进行不正确的外阴清洁，甚至经期没有结束就进行性生活等，诱发了长期慢性的宫颈感染，长此以往就为宫颈癌的发生埋下了种子。

**4. 特定的疾病和服药史**　长期服用口服避孕药、某些自体免疫性疾病、长期使用免疫抑制剂等，间接引起女性阴道激素分泌、酸碱度、正常防御功能等方面的改变，削弱了女性自身抵抗各种外来病毒侵袭的能力，进而增加了宫颈癌的发生风险。

## （三）宫颈癌有哪些临床表现？如何诊断宫颈癌？

视频：不同时期宫颈癌的临床表现

随着宫颈癌筛查技术的不断进步、全国各地妇女宫颈癌免费普查的全面推行以及女性和公众对宫颈癌的认识度逐渐提升，近年来临床上发现的宫颈癌中，早期比例大幅提升，而中晚期肿瘤病人有明显下降。当前，在临床诊断的宫颈癌中，除少数类似视频中的赵女士，在出现中晚期症状才来就诊的病人，有较高比例病人是来自普查和筛查发现的异常人群。即女性在普查中接受了宫颈涂片检查，或筛查中接受了 HPV 检测等项目，当检查结果提示疑似宫颈癌，女性会被建议去妇产专科进行进一步明确诊断。

目前，临床上常用的宫颈癌诊断方法包括：

**1. 病因学诊断**　即高危型 HPV 检测。对于之前尚未进行 HPV 筛查的病人，需进行 HPV-DNA 检测。

**2. 组织病理学诊断**  目前，临床上已建立多种宫颈活组织采集方法，包括多点活检、使用阴道镜放大视野、碘试验染色、宫颈锥形切除等，显著提高了宫颈癌诊断的准确性。

对于肉眼检查能发现异常病灶的情况，可直接采集单点或多点组织进行活检。如果肉眼检查未发现异常，可以把宫颈当作钟面，在 3、6、9、12 四个钟点处取组织活检，或进行碘试验后在不染色区域取组织活检。此外，近年来逐渐增多使用的阴道镜也在提高确诊率中发挥了重要作用。对于部分采用阴道镜也未能观察到异常部位的病人，而 HPV 检测发现高危型阳性的情况，一般采用宫颈锥形活组织切片检查，简称锥切。即医生在宫颈处切取一块锥形组织送检。

**3. 影像学诊断**  当前主要采用磁共振成像（简称 MRI）和计算机断层扫描（简称 CT）两种手段。除非病人有进行 MRI 或 CT 的禁忌证，一般均须行盆腔增强扫描。考虑到 CT 有辐射危害，除非高度疑似转移病灶，一般不要求进行胸部增强 CT 检查。此外，对于要求保留生育功能和已无生育要求的病人，临床上也会给出针对性的影像学检查方案。

# 第二节  宫颈癌的发展

## （一）宫颈糜烂会发展为宫颈癌吗？

宫颈糜烂是育龄期女性宫颈表面最常见的一种变化现象。在我国，有性生活的女性中，逾 60% 发生过宫颈糜烂。近年来，随着大众对宫颈癌的关注度越来越高，有关宫颈糜烂与宫颈癌之间关系的说法也逐渐增多，致使部分女性一旦被诊断为宫颈糜烂，就以为自己戴上了早期宫颈癌的"帽子"。那么，宫颈糜烂是否必然会发展为宫颈癌？

首先，有必要清楚认识宫颈糜烂，尤其是更正对它的理解。在过去，临床上将宫颈口出现的类似糜烂状的红色颗粒样改变称为宫颈糜烂，并将之归为生殖道感染。而事实上，这种现象的发生原因有多种：①真正意义上的宫颈炎症；②女性生理周期中雌激素波动引起的宫颈上皮变化；③分娩时发生的宫颈裂伤导致的宫颈黏膜外翻；④宫颈癌的癌前病变。

前三种原因与宫颈癌无直接联系。然而，鉴于第四种原因与宫颈癌的关系密切，对于发现宫颈糜烂的女性，有必要进一步明确糜烂的真正原因和类型，并进一步进行针对性的治疗。

　　一般而言，对于宫颈糜烂样改变，建议首先排除宫颈癌的可能性，即进行规范的宫颈癌筛查，包括做细胞学筛查和 HPV 检测。排除宫颈癌可能后，需要根据糜烂原因接受治疗。对于生理性的激素波动性糜烂，一般无需处理；对于分娩损伤引起的宫颈外翻，需要根据损伤程度安排修补手术；对于炎症性糜烂，可以根据炎症致病菌、糜烂程度、糜烂面积等制订治疗方案，包括药物治疗和微波、激光、冷冻等物理治疗。在正规治疗程序之后，应接受复查，来判断治疗效果。

　　对于筛查提示宫颈癌可能的情况，需要进一步进行阴道镜、宫颈搔刮和病理学检查等项目。如排除宫颈癌或癌前病变，需要在明确糜烂的真正原因后接受针对性治疗。如不幸明确为宫颈癌的癌前病变，需要根据病变分期进行正规治疗。

## （二）性生活与 HPV 感染关系密切，是否有性生活后女性罹患宫颈癌的风险就大大增加了？

视频：不同年龄女性的 HPV 感染与宫颈癌风险

## （三）宫颈癌从一开始就会出现症状吗？如何早期发现宫颈癌？

　　现代医学已发现和建立简便、有效、敏感的宫颈癌普查方法，早期宫颈癌筛查已作为女性常规体检内容，极大提升了早期宫颈癌的检出率以及治愈率。然而，对于因各种原因未能接受普查的女性，要早期察觉和发现宫颈癌非常困难。案例中的赵女士感觉"下身有味道，有时候有些东西流出来"，丝毫没有察觉这是肿瘤发出的信号。目前宫颈癌还尚未建立有效的治疗方法，多数病人的预后差、生存期短、死亡率高。早期发现、早期诊断有助于病人获得良好预后以及较长生存期。

　　遗憾的是，由于缺乏特异性临床表现，对于大多数恶性肿瘤病人，很难在疾病早期被发现和确诊。同样，早期的宫颈癌没有明显的临床症状，部分病人可能表现出月经不规律、月经量增多、经期延长。有些女性发现这些表现，就自己判定是"月经失调"，第一反应就是中医调理。诚然，这些表现与女性最常见的生殖内分泌失调——功能失调性子宫出血（即俗称功血）十分相似，而暂时的生活和工作环境改变、心理压力也会引起功能失调性子宫出血。对于既往出现过类似表现的"有经验"的女性，最容易忽视这些表现，并在不经意间"习惯"了这些表现。等到更严重的"异常表现"出现了，再去医院就诊，可能就如赵女士一样"太晚了"。尤其需要强调的是，近年来宫颈癌的发病年龄逐渐提前，年轻女性如发生类似"月经失调"的症状，同样需要提高警惕和引起重视。

因此，育龄期女性一旦出现类似"月经失调"的征象，应及时就医明确原因，并接受针对性治疗。值得注意的是，此类"月经失调"表现包含多种可能的病因，除了功能失调性子宫出血外，还需要排除子宫内膜癌、子宫内膜异位症等疾病的可能。但在排查时，必须同时考虑筛查宫颈癌。另外，早期的宫颈癌可能还未发生宫颈外观改变，因此常规的妇科检查之外，还需要进行细胞水平的检查。

## （四）中晚期宫颈癌有哪些特征性表现？

**1. 不寻常的阴道流血**　所谓不寻常，即不同于女性正常的月经周期出血。此类出血可能发生在月经间期，即两次月经来潮中间的时间；也可发生在宫颈物理性接触后，例如性交、阴道检查等。其中，性交过后的阴道流血最为常见，临床上常称为"接触性出血"。

为什么肿瘤会引起出血？发生病变的宫颈组织往往血管分布非常丰富，同时由于恶变而变得异常脆弱。当受到物理触碰后，极易发生出血。出血程度与肿瘤大小和病变程度有密切关系。如侵入组织较深，甚至可能引起致命性大出血。

此外，不同年龄阶段女性因中晚期宫颈癌引发的阴道流血，其表现也不同。年轻女性多数表现为月经期出血时间延长、出血量增多且月经周期缩短。中老年女性由于多数已绝经，因此常见为绝经后不规则阴道流血，俗称"老来红"。

**2. 阴道异常分泌物**　按疾病发展和侵犯程度，分泌物可以是异常白带、不同于白带性状的分泌物、血性分泌物等。较早出现的异常分泌物可能表现为"白带异常"，即白带的量增多、出现异味，部分女性会误认为"盆腔炎发作"，类似案例中的赵女士发现"下身有味道，有时候有些东西流出来"。当宫颈癌进一步发展，病人可能出现水样、米泔样、带血腥味或是血性的分泌物。部分晚期宫颈癌病人，尤其是老年女性，由于病变部位发生坏死，还可能出现脓性带恶臭的分泌物。

**3. 疼痛**　包括性交痛和盆腔痛。一方面，性交过程中由于宫颈受到物理撞击，使病变部位受到压迫或发生破损，会引起疼痛和出血。这是育龄期宫颈癌女性就诊的常见原因。另一方面，当宫颈癌病变侵犯到盆腔的关键神经分布点，如闭孔神经、腰骶神经等，病人可能出现严重的持续性的腰骶部或坐骨神经痛，此类表现可能被误认为骨关节疾病。

**4. 周围脏器表现** 宫颈处于女性生殖道的中心，又与泌尿系统（膀胱、输尿管和肾脏）、消化系统（直肠）毗邻。当宫颈癌病变逐步扩散至盆腔各个部分，并引起盆腔的静脉和淋巴回流受阻时，可能引起病人下肢肿痛、输卵管梗阻、肾盂积水等问题，从而产生除生殖道异常以外的其他异常表现。

一般而言，出现上述一种或多种表现，宫颈癌已发展至中晚期，其治疗效果和预后较差。此外，需要指出的是，宫颈癌的发生和发展存在巨大的个体差异，再加上病理类型和侵犯程度等方面的不同，宫颈癌病人在中晚期出现各类表现的早晚、严重程度均有所不同。部分病人甚至始终未察觉任何异常表现。且上述表现同时也可能是子宫肌瘤、子宫内膜异位症、子宫内膜癌等女性常见生殖系统良恶性肿瘤的重要信号。因此，卫生保健系统和女性个人，尤其是育龄期女性，均应重视宫颈癌的筛查和普查，尽早预防和发现早期宫颈癌。

# 第三节　宫颈癌的防治

## （一）宫颈癌可以预防吗？

宫颈癌的预防一般包括三级预防：一级预防，即病因预防，是在疾病尚未发生时针对致病因素采取的措施，也是最有效、最经济的预防。二级预防，即三早，早发现、早诊断、早治疗，主要目的在于防止或延缓疾病发展。三级预防，也称为临床预防，即疾病已经发生，为防止病情恶化，医护人员选择和实施正确的诊疗，尽力恢复功能，提高病人的生活质量。

**1. 一级预防的主要措施** 即接种疫苗。目前宫颈癌 HPV 疫苗已研制成功并上市。对于尚未感染 HPV 病毒的年轻女性，接种疫苗后可诱导机体免疫系统产生高效价抗体来阻碍病毒持续感染的发生。然而，需要引起注意的是，疫苗不是万能的，女性仍需在一生中避免 HPV 感染的发生。由于性传播是女性 HPV 感染的主要途径，过早开始性生活、过多性伴侣等都会增加感染机会。此外，任何降低和破坏免疫系统的行为，例如吸烟，都会削弱机体抵抗和清除病毒感染的能力。因此，在日常生活中，建议女性要做到：

（1）注意个人卫生，尤其是外阴卫生。包括：每天清洁外阴；尽量避免坐浴和盆浴；不使用不卫生的物品接触外阴；经期加强卫生安全，忌饮酒和进食生冷辛辣食物，更应禁止性生活。

（2）加强性生活的卫生安全。包括：性生活前男女双方清洁生殖器，建议使用安全套；性伴侣不能过多、性生活次数不能过勤；不与有性病的男性发生性行为，尤其应避免与患有阴茎癌、前列腺癌或前妻曾患宫颈癌等的"高危男子"发生性行为。

（3）积极治疗相关疾病。我们已经了解宫颈癌的早期和中晚期症状，因此建议女性加强自我观察和监测，一旦发现白带异常、异常阴道出血等情况应及时就医。对于确诊为阴道炎、宫颈糜烂、慢性宫颈炎等疾病的，建议接受正规治疗后坚持随访。

**2. 二级预防的主要措施**　防癌筛查。世界卫生组织建议，25～60岁的妇女应至少进行每3年1次的宫颈癌筛查。近年来，我国已全面开展每年1次的女性宫颈癌普查，有效提升了宫颈癌的二级预防效果。随着HPV感染与宫颈癌发病关系的进一步明确，以及HPV检测技术的进步，HPV检测正逐渐成为宫颈癌筛查中的重要内容。

## （二）宫颈癌有哪些癌前病变？怎么处理？

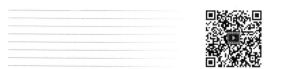

视频：宫颈癌的癌前病变类型及处理原则

## （三）宫颈癌筛查怎么做？

以上我们了解了的宫颈癌的三级预防，尤其是一级预防的自我保健措施。那么二级预防中提到的防癌筛查，究竟如何做？

**1. 筛查方案**　当前国际上普遍认可和推荐细胞学检查+HPV检测的联合筛查方案。不同年龄段的女性，其发生宫颈癌的风险以及发生HPV感染的机会与临床意义存在显著差异，因此当前推荐按年龄段实施筛查。

（1）**21岁以下女性**：无需纳入筛查行列。

（2）**21～29岁女性**：每3年1次细胞学检查。尽管较高比例女性开始了性生活并可能发生HPV感染，但该年龄段的女性多数可通过自身的免疫应答自行清除病毒，因此，该年龄段的女性没有HPV检测的必要。对于有性生活的女性，接受每3年1次的细胞学检查即可。

（3）**30～65 岁女性**：推荐每 5 年 1 次细胞学检查 +HPV 检测的联合筛查。由于 30 岁以上女性群体中，高危型 HPV 病毒感染与宫颈癌的发生有密切关系，所以该年龄段的女性须进行 HPV 检测。需要强调的是，为保证筛查的准确性和灵敏度，该年龄段女性不宜单纯进行 HPV 检测，而应采取细胞学检查 +HPV 检测。

（4）**65 岁以上女性**：既往筛查阴性的女性，无需继续筛查。既往发现宫颈癌癌前病变的女性，仍应继续每 3～5 年 1 次的联合筛查，至少持续 20 年。

2. **细胞学检查**　对于大多数女性而言，"宫颈刮片"并不陌生。细胞学检查即宫颈刮片与巴氏涂片的组合。有过宫颈刮片经历的女性都知道，它是妇科检查中的一项重要内容。简言之，操作者用一个小木板在宫颈上轻轻一刮，取下宫颈细胞留待检查。第二步：巴氏涂片，即刮片取下的宫颈细胞放在玻璃片上，在显微镜下检查有无异常细胞，并给出分级判断。Ⅰ级为正常细胞，无需进一步检查；Ⅱ级为宫颈炎症，须接受炎症治疗；Ⅲ级为可疑癌，需要重新刮片复查；Ⅳ级为高度可疑癌，需要接受宫颈病理切片检查明确诊断；Ⅴ级为宫颈癌，但仍须接受病理检查明确病变程度。这一简便、低廉的检查是几十年来宫颈癌普查的主要措施，有效降低了女性的宫颈癌发病率和死亡率。近年来，随着检测手段的更新和进步，传统的宫颈刮片逐渐被薄层液基细胞技术（简称 TCT）取代。医生会用小刷子而不是小木板取细胞，然后将标本装入小瓶子而不是刮在玻璃片上。这一操作能得到更为清晰、优质的细胞图片，并提高检测的敏感性和准确性。

3. **HPV 检测**　已成为宫颈癌筛查的一种常用方法。目前，主要针对高危型 HPV 分型进行检测。对于发现高危型感染阳性的情况，需要加强随访。目前临床上最常用的是 HPV16/18 分型检测，检测结果与细胞学检测相结合，可有效降低检查中的假阳性，减少医疗资源的浪费，以及假阳性对病人与家属产生的心理负担。

## （四）宫颈癌疫苗有用吗？ 怎么打？

近几年宫颈癌疫苗的研制突飞猛进，从最初针对 HPV16/18 的二价疫苗（几乎涵盖 70% 宫颈癌发病人群），到兼顾 HPV6 和 HPV11 的四价疫苗，最近又推出了在四价基础上进一步可预防 HPV31、33、45、52、58 感染引起的宫颈癌的九价疫苗，已涵盖当前宫颈癌发病人群的 90%。且完整的疫苗注射后，保护作用可持续 20 年之久。目前，由于宫颈癌疫苗接种的远期效果尚未知，且接种费用相对高，国际上尚未将之纳入免费疫苗进行全人群覆盖。但基于 HPV 病毒与宫颈癌的发病关系，WHO 推荐有条件的适龄人群可接种疫苗。

既然接种疫苗有保护作用，那么哪些人能接种呢？按我国目前的标准，二价疫苗的推荐接种对象为 9～25 岁的女性，四价疫苗为 20～45 岁的女性，九价疫苗为 16～26 岁的女性。此外，虽然接种疫苗前无需进行 HPV 检测，但对于已知存在感染的女性，一般建议接受正规治疗，待病毒转为阴性后再行疫苗接种。再者，目前尚不建议妇女在孕期和哺乳期接受疫苗接种。

目前国内开展 HPV 疫苗接种服务的医院，一般在非计划免疫门诊进行疫苗接种。自主要求接种的女性可挂号后经医生评估，确定符合条件后，即可如接种普通疫苗一样接受接种，之后留在接种地点观察 30 分钟，无异常后即可离开。目前，HPV 疫苗一般包含 3 针，完整的疫苗接种须在 6 个月内完成 3 次接种。

最后，有必要强调的是，接种疫苗不等于一劳永逸。正如三级预防中提到的，接种疫苗仅仅是其中的第一步。即使是九价疫苗，从理论上来看，可以预防 90% 左右的宫颈癌类型，但仍有 10% 左右的风险存在。因此，仍须重视二级预防中的防癌筛查。此外，对于已经发生宫颈癌或出现宫颈癌癌前病变的女性，接种疫苗没有治疗作用。

## （五）宫颈癌常见的治疗方法有哪些？

目前，宫颈癌的治疗方法主要包括手术、放疗、化疗和靶向治疗。为提高宫颈癌的疗效，还需要结合病人的临床分期、病变范围、病理类型、病人的生育需求等，将几种治疗方法综合形成有针对性的、个性化治疗方案。此外，针对病情复杂、疾病侵袭多脏器、病人已出现多系统异常等情况，还需要调集多学科团队共同商定综合诊治方案。

1. **手术** 手术是目前治疗早期宫颈癌的首选方法。传统的手术以经腹部进入的广泛性子宫切除术为主。如今，为进一步减少术后并发症、提升病人的术后生存质量、保护病人生育功能，腹腔镜宫颈癌根治术、腹腔镜辅助下阴式广泛性子宫切除术等方法逐渐得到了发展。对于宫颈浸润癌，如明确浸润深度较浅（≤3mm）且未发现淋巴血管间隙受累，可以采用创伤更小的宫颈锥切术。

2. **放疗** 即放射治疗，适用于疾病各个时期的病人。相对手术和化疗而言，宫颈癌对放疗较敏感，且放疗具有疗效高、危险小、安全性高、对晚期肿瘤的治疗效果较好的优点。按部位，放疗可分为腔内照射和体外照射。早期病人以局部腔内照射为主、体外照射为辅，且放疗可以作为单一治疗方式进行。晚期病人的放疗多以体外照射为主、腔内照射为辅的形式，且多采用多种方法联合治疗的方案。对于特殊情况，例如宫颈局部病灶较大的情况，术前放疗可有效缩小病灶，提升手术效果；对于部分接受手术后又发现淋巴结或组织转移的病人，放疗可能是主要的后续治疗手段。

3. **化疗** 适用于晚期或复发转移的宫颈癌病人。随着化疗新药不断出现，化疗在宫颈癌治疗中的作用也日益显著。一方面，宫颈癌的化疗已从以往单一化疗药物治疗的模式转变成多种药物联合施治，从类似病人固定同一化疗方案转变为根据不同病人制订个性化、多样化的化疗方案。另一方面，近年来，新辅助化疗、同步放化疗、序贯放化疗等新兴治疗方法为宫颈癌的治疗增效、增敏做出了巨大贡献。

近年来，宫颈癌的发病年龄逐渐前移，越来越多的宫颈癌病人对生育功能、生理功能和阴道功能的保留提出了更高要求。以往针对晚期宫颈癌病人的治疗手段无法实现上述保护。然而，新辅助化疗的提出为此类病人带来了福音和希望。新辅助化疗是在手术和放疗之前进行化疗，达到缩小肿瘤体积、降低临床分期的目的，从而为病人保留各项功能提供了可能。

同步放化疗，顾名思义，即放疗与化疗联合治疗，主要目的在于提升放疗的效果，尤其适合宫颈癌早期、病灶较为局限的病人。序贯放化疗俗称"三明治模式"，即化疗＋放疗＋化疗，相比同步放化疗，该种方法可以兼顾全身和局部的治疗，并能对远处的转移病灶发挥作用。

4. **靶向治疗** 可能是今后晚期和复发型宫颈癌的主要治疗方向。靶向治疗，俗称"生物导弹"，是在细胞分子水平上，针对已明确的致癌位点设计相应的治疗药物，再将药物注入体内，使之特异地选择和结合致癌位点，从而引起肿瘤细胞死亡，但不杀伤周围正常组织细胞的方法。这一方法为复发型和晚期宫颈癌的治疗提供了新的思路和依据，更为延长病人的生存时间、改善其生活质量提供了更大的可能。

# 第四节　宫颈癌的护理

## （一）放疗后需要注意些什么？

放疗是宫颈癌治疗中的重要手段，但不可避免地会对病人全身和局部产生治疗外的损伤。如放疗剂量掌握不合适、放疗期间护理和照护的疏忽，可能产生更严重的损伤。接受放疗的病人一般可能出现的全身不良反应包括：食欲缺乏、疲乏、头晕头痛、失眠，以及恶心呕吐、消化不良、胃胀不适等消化道反应。多数病人的全身反应不严重，可以通过病人自身调节和改变相应的生活方式来减轻。作为护士和照护病人的家属，为避免和减少此类反应对病人的影响，应保证病人在放疗期间足够的睡眠时间，日间辅助其进行适当的身体活动；同时要加强营养供应，安排少食、多餐、易消化的食物，并适当增加蔬菜水果的摄入；如果某种症状特别明显，可在医生帮助下使用特定药物以减轻症状。此外，对于部分病人在放疗期间和放疗后出现造血功能异常的情况，护士和家属应做好病人的安全保护和必要的保护性隔离。

对于局部放疗，虽然可减少全身的损伤，但不可避免地会引发肿瘤组织周围正常器官的放射性损伤。案例中的赵女士即发生了宫颈癌局部放疗后的典型不良反应——放射性膀胱炎。放射性膀胱炎的主要表现包括下腹部疼痛、排尿不畅、尿频尿急、血尿和尿痛等。为避免此类情况发生，护士和家属应鼓励病人多喝水，并且在放疗前保持膀胱充盈状态，以减少膀胱的照射量。如果病人本身没有喝水习惯，更应在放疗前开始进行每日大量喝水的习惯，尽量保证每天的饮水量达到 1 000～2 000ml。

## （二）化疗后需要注意些什么？

宫颈癌病人在化疗中常见的不良反应一般包括面色苍白、恶心呕吐、食欲缺乏、脱发、口腔溃疡、疲劳，以及由于血细胞计数下降引起的继发感染、伤口出血或瘀血、贫血表现等。此外，局部注射化疗还可引起静脉炎，出现手臂疼痛和红肿等表现。更严重的不良反应还可能包括肝脏、肾脏、心脏等的损害。

面对复杂的不良反应，医生、护士应正确全面地向病人和家属进行讲解，教会其正确认识此类反应，不要有过激反应，且不应忽视和延误处理。同时，护士应教会病人和家属学会如何减少常见不良反应的发生，从日常作息、饮食方面提供全面的支持，并注重加强病人的心理疏导与沟通。对于出现造血系统损伤的病人，尤其应注意安全保护以及环境隔离，即避免病人出现身体损伤，以及环境不洁导致的继发感染。同时，应通过加强个人卫生、口腔清洁护理等措施减少不必要的感染。

## （三）出院后应该怎样随访？

肿瘤病人的出院后随访是一个长期工程，其对于评估病人的治疗效果、预后与功能恢复、早期发现疾病再发或转移以争取更快的治疗具有重要意义。因此，无论是病人自身还是家属，都应严格执行医生建议的随访计划。

目前，临床上对宫颈癌病人的随访建议是：出院后 2 年内，每 3～6 个月随访 1 次；第 3～5 年每 6～12 个月 1 次；5 年后每年随访 1 次。对于赵女士这样的中晚期病人，应缩短随访间隔，例如第 1～2 年每 3 个月 1 次。此外，病人应至少每年进行一次细胞学检查。

关于随访中的检查内容，一般包括：病史采集，即医生评估病人的功能恢复情况以及有无出现可疑复发的表现；针对发现有疑似转移或复发的情况，需要进行影像学检查进一步确诊，并根据检查结果决定进一步病理检查的必要性。

因此，在随访间隙，病人自身应进行规范的自我监测，即及时发现可疑的症状，并及时就医。常见与宫颈癌复发、转移有关的症状包括：阴道流液、体重明显减轻、食欲缺乏或畏食、盆腔/髂关节/背部/腿部等部位出现疼痛等。

## （四）宫颈癌癌前病变如何随访？

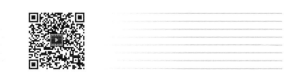

视频：宫颈癌癌前病变的随访要求

（王彩凤 黄翠琴）

# 第十二章

## 抑郁症的健康管理

【学习目标】

**识记：**

1. 能正确说出抑郁症的定义及常见症状。

2. 能正确阐述抑郁症全程治疗的内涵。

3. 能正确说出抑郁症复发的征兆及处理方法。

**理解：**

1. 能用自己的语言正确归纳 MECT 治疗及常见不良反应。

2. 能举例说明如何预防抑郁症。

3. 能举例说明抗抑郁药物的常见不良反应及应对方法。

**运用：**

1. 能运用本章所学知识，制订一份个性化预防抑郁症复发的方案。

2. 能根据本章所学知识，正确判断抑郁症病人的自杀风险并做出相应处理。

## 案例

视频：抑郁症的健康管理

**问题与思考：**
　　1．在上述案例中，小A的哪些表现属于抑郁症的症状？
　　2．是哪些因素导致了小A抑郁症的发生？

　　抑郁症是一种危害人类身心健康的常见病。随着经济的发展，人们的生活压力加大，抑郁症的发病率有逐年增高的趋势，并且其致残率和致死率也越来越高，由此而产生的社会不良影响日益受到人们的关注。2012年WHO发布，抑郁症已经成为全世界致残率最高的疾病之一，在世界致残病因中排至第2位；在全球疾病负担过重的疾病中，抑郁症疾病负担占社会总体经济成本的三分之一；同时，预计到2030年，抑郁症将上升至世界疾病负担首位。2019年，北京大学第六医院黄悦勤教授在《柳叶刀·精神病学》发表调查显示，在中国已有超过9 000万的抑郁症患者，其终身患病率为6.9%。但是大众对抑郁症的识别率和就诊率都很低，其中仅有不足10%的抑郁症病人得到正规治疗。

# 第一节　抑郁症的识别

## （一）什么是抑郁症？

　　抑郁症是心境障碍的一个亚型。那么什么是心境障碍？ 不妨从情绪说起。情绪是人对客观事物心理体验的一种反映，有喜、怒、哀、乐、惧等，这种体验情绪具有肯定和否定的性质。能满足个体需要的事物会引起个体肯定性质的体验，如快乐、满意等；不能满足个体需要的事物会引起个体否定性质的体验，如愤怒、憎恨、哀怨等；与需要无关的事物，会使个体产生无所谓的情绪。积极的情绪可以提高个体的活动能力，而消极的情绪则会降低个体的活动能力。一个人持续的情绪状态即称之为情感或心境。心境障碍（mood disorders）又称情感性精神障碍（affective disorders），是由各种原因引起的、以显著而持久的情感或心境改变为主要特征的一组疾病。根据国际疾病分类第10版（ICD-10），心境障碍主要包括抑郁发作、躁狂发作和双相障碍等。临床上以单相抑郁发作最常见，即我们所说的抑郁症。抑郁症通常是以情绪低落、兴趣减退、乐趣丧失为核心症状，同时可出现精神活动迟滞、认知功能损害等，还可伴有躯体症状。抑郁症有周期性、反复发作的倾向，多数可缓解，间歇期精神活动基本正常，少数残留症状或转为慢性。抑郁症的病因至今尚未十分明确，遗传因素、生化改变和社会环境之间的相互作用共同导致其发生。

## （二）抑郁症病因有哪些？

抑郁症的病因和发病机制目前还不是很清楚，可能与遗传、心理社会、神经生化等多种因素有关。

视频：抑郁症的病因和发病机制

## （三）哪些人容易患抑郁症？

抑郁症发病率高。研究显示，除了遗传、生化因素，对于不同年龄、性格以及不同生活境遇的人，抑郁症的发病率不尽相同，那么哪些人群容易患抑郁症呢？

1. **性格是一个人是否易患抑郁症的重要因素** 如果一个人内向、孤僻，那么患抑郁症的可能高于其他人群。因为性格过于内向和孤僻的人，往往在生活中不善于表达自己的想法，将很多不良情绪都压抑在心里。大量的负面情绪长期压抑，久而久之就会导致抑郁症的临床表现。

2. **过于敏感、多疑的人易得抑郁症** 此类人群无论男女都属于心思细腻、做事小心的类型。过度敏感的个体常常是对于旁人的言语行为想得过多，容易每天都经历着多变的情绪状态，承受着较大的心理压力，当其承受的压力达到一定程度后，就很容易患上抑郁症。

3. **不同年龄段的人患抑郁症的概率也是不相同的** 比如抑郁症在老年人群中为高发疾病。老年人作为社会最大的弱势群体之一，心理健康不容忽视。由于其身体衰弱、病痛增多、亲人逝世等，会给老年人脆弱的身心带来严重的打击，如果不能及时疏导，老年人抑郁症发生的概率很高。

4. **生活环境在一定程度上也会诱发抑郁症** 相对来说，安定、和谐的生活环境能够使个体身心健康地发展，而长期处在不安全、混乱的生活环境中对个体的心理也会产生不良影响。以家庭因素为例，倘若一个儿童长期生活在父母争吵的环境中，那么他的身心发育都会受到严重影响。在童年时期遭受了家庭应激、暴力事件的儿童也比常人更容易患抑郁症，或者为其成年之后抑郁症的发病埋下了潜在的危险。

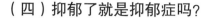

## （四）抑郁了就是抑郁症吗？

当今社会竞争日益激烈，当人们遇到学习和工作挫折、生活困境、生老病死、天灾人祸等情况时，很容易产生不同程度的抑郁情绪，这是一种很常见的情感反应，也就是人们通常所说的"抑郁了"。通俗来说，抑郁主要指"不开心"的体验，而"不开心"是每个人都有过的经历。因为一个人的情绪并非一成不变，而是处于波动状态的，但是正常人的这种抑郁情绪往往基于一定的客观原因，即事出有因，而且抑郁程度一般较轻，通常不影响其社会功能，持续的时间也不会很长。人们通过自我调适能恢复心理平稳，或者当客观生活事件解决时抑郁情绪也会自然缓解。但是抑郁症与抑郁情绪是不同的，抑郁症是病理的抑郁情绪，即病人通常会无缘无故地产生抑郁情绪，缺乏客观精神应激的条件，或者虽有不良客观因素，但通常会"小题大做"，即抑郁的程度与发生的客观不良事件不相称。而且抑郁症病人的抑郁情绪常持续存在，不经治疗难以自行缓解，并且会对病人的工作、学习、生活产生影响，使病人难以适应社会，产生消极观念，甚至导致自杀行为等。

## （五）如何诊断患了抑郁症？

如果要确诊抑郁症，还需依据科学的标准。目前临床上常用的是 ICD-10 精神和行为障碍中抑郁发作或复发性抑郁障碍诊断标准。在 ICD-10 中，抑郁发作是指首次发作的抑郁症和复发的抑郁症，不包括双相抑郁。

### 1. 抑郁症的典型症状

（1）**心境低落**：主要表现为显著而持久的情感低落，抑郁悲观，轻者闷闷不乐，重者痛不欲生、悲观绝望、度日如年、生不如死。典型病人的抑郁心境有晨重夜轻的节律变化。

（2）**兴趣和愉快感丧失**：主要表现为病人原来感兴趣的事情不再有兴趣去做，即使去做了也感受不到原有的快乐。

（3）**精力不济或疲劳感**：主要表现为思维迟缓和意志活动减退，即思维联想速度缓慢，反应迟钝，思路闭塞，自觉"脑子好像生了锈的机器"或"脑子像涂了一层浆糊一样"。临床上可见主动言语减少、语速明显减慢、声音低沉、对答困难，严重者无法顺利进行交流。行为缓慢、生活被动、疏懒、不想做事、不愿和周围人接触交往、常独坐一旁，或整日卧床、闭门独居、疏远亲友、回避社交。严重时连吃、喝等生理需要和个人卫生都不顾，蓬头垢面、不修边幅，甚至发展为不语、不动、不食，称为"抑郁性木僵"。

**2. 抑郁症其他常见症状** ①集中注意的能力降低；②自我评价降低；③自罪观念和无价值感（即使在轻度发作中也有）；④认为前途暗淡悲观；⑤自伤或自杀的观念或行为；⑥睡眠障碍；⑦食欲缺乏。

具有上述至少 2 条典型症状，再加至少 2 条其他症状，且病人的日常工作和社交活动有一定困难，病人的社会功能受到影响；病程持续至少 2 周；应排除器质性精神障碍，或精神活性物质和非成瘾物质所致精神障碍，即可诊断为抑郁症。

# 第二节　抑郁症的发展

## （一）如何预防抑郁症？

**1. 保持乐观的心态** 凡事都有两面性，有利也有弊。要学会客观地看待事物，避免非黑即白的片面心理，不执着于事物消极的一面。学会从外在的角度看待自己，即多询问身边的人是如何评价自己的。多与乐观的人交往，观察他们是如何以积极阳光的方式来应对挑战的。

**2. 合理宣泄负面情绪** 每个人在生活、工作、学习中因各种原因都会产生负面情绪，及时合理排解才是保持身心健康的关键。可以采用深呼吸、慢跑、听轻音乐、旅游、肌肉放松训练、与自己的闺密好友倾诉等方法进行自我调节。除了重视自我调节外，还应积极取得家庭、学校和社会的支持，争取亲朋好友的帮助。

**3. 坚持日常活动** 根据自己的能力坚持做自己能做的事情，在活动中获得自信和快乐。同时要积极参加户外活动，走出自我的世界，融入丰富多彩的外部世界，历练自己，提高心理承受能力，从而促进心理健康。预防抑郁症还应加强体育锻炼，培养良好的生活习惯，丰富业余文化生活等。

**4. 订计划留有余地** 做事量力而行，计划不要订得太高，留有充分余地，这样每天都可以顺利完成计划，从而增加自信。

**5. 及时肯定自己** 每天睡觉前，要充分肯定自己这一天的成绩和进步。能写日记最好，把好的体验、进步、成绩记在日记里，长此以往，会觉得生活越来越有意义。

**6. 学习心理学知识** 抑郁症的预防还应学习一些心理卫生知识，通过参加一些心理卫生课或讲座、阅读心理卫生书刊等途径接受心理卫生教育，并把知识运用于自己的生活、学习、工作中，提高自己耐受挫折的能力，努力保持良好的心态，从而能很好地预防抑郁症。

## （二）如何区分抑郁症的严重程度？

抑郁症病人通常具有心境低落、兴趣和愉快感丧失、精力不济或疲劳感等典型症状。然而不同病人有时还伴有其他不同的症状如：①集中注意的能力降低；②自我评价低；③自罪观念和无价值感；④认为前途暗淡悲观；⑤自杀或自伤的观念或行为；⑥睡眠障碍；⑦食欲缺乏。在已确诊抑郁症的基础上，可根据抑郁发作情况，将其分为轻度、中度、重度3种类型。

**1. 轻度抑郁**　具有至少2条典型症状，加上至少2条其他症状，且病人的日常工作和社交活动有一定困难，病人的社会功能受到影响。

**2. 中度抑郁**　具有至少2条典型症状，加上至少3条其他症状，且病人对工作、社交或家务活动感觉相当困难。

**3. 重度抑郁**　具有3条典型症状，加上至少4条其他症状，其中某些症状已达到严重程度，几乎不可能继续进行社交、工作或家务活动。

## （三）抑郁症的躯体症状主要包括哪些？

躯体症状主要包括头痛、疲乏、失眠心悸、胸闷、恶心、呕吐、便秘、胃肠胀气等。

## （四）怎样有效防止抑郁症复发？

抑郁症经治疗后趋于稳定，为了有效预防复发，病人需做好以下几方面：

**1. 做好情绪管理**　情绪监控比较常用的工具是PHQ-9量表，推荐抑郁症病人使用，可以对自己的情绪进行客观的评价。每周自我评定1次。根据分值采取相应的参考措施。PHQ-9量表（完全没有为0分，1周内有几天有为1分，1周内半数以上天数有为2分，几乎每天都有为3分）包括以下内容：

（1）做事时提不起劲或没有兴趣。

（2）感到心情低落、沮丧或绝望。

（3）入睡困难、睡不安稳或睡眠过多。

（4）感觉疲倦或没有活力。

（5）食欲缺乏或吃太多。

（6）觉得自己很糟，或觉得自己很失败，或让自己或家人失望。

（7）对事物专注有困难，例如阅读报纸或看电视时不能集中注意力。

（8）动作或说话速度缓慢到别人已经觉察，或正好相反，烦躁或坐立不安、动来动去的情况更胜于平常。

（9）有不如死掉或用某种方式伤害自己的念头。

PHQ-9 分值及相应的参考措施：①PHQ-9 评定分值＜5 分，表示情绪状态较好，需继续保持；②分值 5~9 之间，表示轻度抑郁，需调整和放松心情，如换一个角度看问题，放慢生活节奏，练习放松训练 20 分钟，每天 2 次；③分值 10~14 分之间，表示中度抑郁，需向家人或知心朋友诉说，以取得心理支持或求助心理咨询热线，或向精神科护士个别咨询；④分值 ≥ 15 分或 10~14 分病人经上述处理如仍未好转或有明显的自杀念头，应求助抑郁症门诊医生调整药物或增加其他治疗。

**2. 做好生活管理**

**（1）健身运动：**每天坚持 40 分钟的健身运动如慢跑、快走、打太极拳、各类健身器运动。

**（2）互动交流：**每天与周围人（朋友、家人、同事或同学）交流 ≥ 30 分钟。

**3. 做好药物管理**

**（1）按时正确服药：**抗抑郁药一般每日 2 次口服，最好在早晨和午后服用，避免睡前服；催眠药需睡前服用，可根据睡眠情况在指导范围内增减。

**（2）药物不良反应处理：**①口干、便秘：适量饮水，多食摄入水果、素菜；适当运动；每天腹部按摩 10 分钟；定时排便；如 ≥ 3 天无大便，则用开塞露通便或遵医嘱口服药通便。②直立性低血压：起床、如厕等改变体位时动作缓慢，尽量扶住周围支持物，情况严重者应及时告知医生，调整药物。

**4. 做好角色管理**

（1）每月 1 次抑郁症门诊随访；每月 1 次心境之家病友团体互助活动。

（2）从事一份力所能及的工作，工作目标适宜，力所能及参加集体活动，避免过度竞争和劳累。

（3）每天承担一些不繁重的家务事，每天与家人聊家常事，生活有规律。

**5. 做好睡眠管理**

（1）养成规律的作息，定时上床、定时起床。

（2）睡前避免剧烈运动，避免接受过多或强烈的视觉刺激，如长时间看电视、使用电脑和手机等。

（3）睡前 1~2 小时内不要大量饮水和吸烟，避免饮用浓茶及含咖啡因的饮料，如可乐、咖啡等。

（4）睡前可饮少量热牛奶、使用温水泡脚等，可以促进入睡。

## （五）抑郁症复发征兆有哪些？如何应对？

当病情缓解时，出现较大的情绪、思维、行为变化，以及身体的不适感（尤其曾经"熟悉"的不良体验"昨日再现"）如持续超过 1~2 周可能是复发苗头；每个人复发的征兆可能不太一样，熟悉并监控自己独特的不良感受很重要。

**1. 常见的复发征兆**

（1）莫名其妙的疲劳感、感觉没精神。

（2）对日常生活多思多虑、莫名担心。

（3）睡眠比平时少（或更多，长时间赖床），或对睡眠质量感到不满意。

（4）沟通少了、不想讲话，聊天也成了负担。比平时更容易发脾气。

（5）头脑反应变慢，思路不像平时那样清晰。

（6）更愿意独处，不想与人接触，回避社交。

（7）日常兴趣活动减少，似乎人也变懒了。

（8）没有原因的各种身体不适感（或过分担心身体健康），如疼痛、虚弱、头晕等。

（9）生活、学习、工作中的乐趣体验减少了。

（10）茶饭不香、缺少饥饿感（或进食增多）。

**2. 当出现复发征兆时的处理方法**

（1）保持稳定的心理状态，不要过分担心，首先需要判断最近在工作、学习、生活、人际关系等方面是否存在压力过大，是否由于不愉快事件或生活规律被打破等情况。

（2）及时做一些自我调节，如降低目标、减轻压力、宣泄情绪、重新建立规律生活方式等。

（3）及时与家属、好友沟通，取得家人和朋友的支持和帮助。

（4）可以拨打咨询电话或责任护士（床位医生）留电，咨询解决方法。

（5）经自我调节复发征兆无明显改善时，应在家属陪同下，尽快到医院精神科门诊就诊。

# 第三节　抑郁症的防治

## （一）抑郁症能够彻底治愈吗？

抑郁症是一种高发病率、高复发率、高自杀率的常见精神疾病，那么这就意味着抑郁症是无法治愈的吗？事实并非如此，抑郁症病人只要及时接受正规、全程的抗抑郁治疗，是可以治愈的。不妨让我们先了解一下抑郁症的复发情况。抑郁症确实是一种非常容易复发的疾病，根据临床研究，首次发病经过治愈后的抑郁症病人，大约有 50% 的概率会复发；经历过两次发病的抑郁症病人，大约有75%的概率会再次复发；经历过3次发病的抑郁症病人，复发的概率再次大幅提高。由此可见，抑郁症病人的首次治疗和预防复发尤为重要。首次发病的病人经过及时的正规治疗，往往能达到临床治愈的效果；如果反复多次发作，其治疗效果相对较差，通常只能达到缓解的效果。具体治疗效果如何其实受多方面因素的影响，如复发的次数、病前个性、遗传、发病时是否伴有精神病性症状等。已经几次复发的抑郁症病人也不用过于担心，只要坚持服药和门诊随访，做好自我心理调节，是完全可以维持病情稳定的。实际上，许多常见慢性病如高血压、糖尿病等，即使不能完全根治，也能长期保持病情稳定，病人仍然可以维持良好的社会功能。

## （二）抗抑郁药物到底需要服多久？

抑郁症为高复发性疾病，在疾病发作期以药物治疗为主，并且倡导全程治疗。抑郁症的全程治疗分为急性期治疗、巩固期治疗和维持期治疗。

1. **急性期治疗**　目的是控制症状，尽量达到临床治愈。抗抑郁药一般治疗2~4周开始起效，并且需要6~8周才能控制症状发作。

2. **巩固期治疗**　目的是防止症状复燃，通常需要至少4~6个月。

3. **维持期治疗**　目的是防止症状复发。对抑郁症追踪10年的研究发现，有75%~80%的病人多次发作，因此，维持期治疗对保持病人病情稳定有重要的积极意义。第1次发作的病人，维持期治疗需要6个月到1年；第2次发作的病人，维持治疗3~5年；第3次发作的病人，要长期维持治疗，甚至终生服药。维持治疗结束后，如病情稳定，可缓慢减药直至终止治疗，但需要密切监测复发的早期征象，一旦出现，应迅速恢复原有治疗。

## （三）抑郁症病人的自我管理包括哪些方面？

视频：抑郁症病人的自我管理

## （四）抗抑郁药主要有哪些不良反应？ 如何应对？

抗抑郁药和其他药物一样都有一定的不良反应，但随着新一代抗抑郁药的研发，其不良反应也逐渐减少，只要遵医嘱合理使用，抗抑郁药对机体是安全的。常见的不良反应包括：

1. **对中枢神经系统的影响** 病人常出现嗜睡、乏力、共济失调，如双手细微震颤，也可能诱发癫痫，可遵医嘱应用抗胆碱药对症治疗。建议病人在服药期间如出现上述不良反应，应避免从事驾驶、机器操作等任务。

2. **对消化系统的影响** 可引起恶心、食欲缺乏、消化不良、腹泻、便秘，这些不良反应与抗抑郁药的剂量有关，多为一过性反应，饭后服药，小剂量起始可减轻上述反应。

3. **对自主神经系统的影响** 常见有口干、便秘、视物模糊、头晕、排尿困难等反应，但随着机体对药物适应性增加，躯体不适的感觉会逐渐减轻。多饮水，多吃水果和蔬菜可以改善这些症状，必要时遵医嘱对症处理。

4. **对心血管系统的影响** 临床上常见的有血压升高、直立性低血压、心电图异常。应定期监测血压，检查心电图，一旦发现异常，遵医嘱处理。

5. **对代谢和内分泌系统的影响** 部分病人可出现轻微的乳腺胀满、溢乳、体重增加，部分抗抑郁药可引起性功能障碍或月经失调。病人不必过于担心，有些不良反应会随抑郁症的好转和用药的减少而改善。

## （五）抑郁症病人需要心理治疗吗？

随着社会的进步，心理治疗越来越被重视和倡导，这也逐渐推进了抑郁症单一药物治疗模式的转变。药物治疗联合心理治疗已经成为抑郁症治疗领域的新趋势，这两者的联合可以进一步改善抑郁症的预后与结局，促进病人康复。抑郁症有效的心理治疗包括认知治疗、认知行为治疗、家庭治疗、森田疗法、人际心理治疗等，每种疗法都具有各自独特优势，应因人而异进行个体化的选择，通过灵活整合以期取得最佳治疗效果。

1. **认知疗法** 根据 Aaron T. Beck 1960 年的观点，认知过程在情感与行为之间起着至关重要的桥梁与纽带的作用，适应不良情感和行为往往与不良的认知相关。抑郁症病人对自己、对世界、对未来存在一定程度的认知歪曲，通过功能失调信念和固化消极的认知图式，对生活事件以消极认知为主，表现出动机动力不足、情感障碍、躯体功能紊乱等。在认知治疗时，通过监测病人的自动化思维，治疗师和病人一起找出和矫正导致抑郁症状产生的消极认知，注意这些不合理信念和认知图式出现的时间和具体情境。经过反复练习，最终使病人学会自行摆脱消极认知的不良影响。

2. **认知行为治疗**（cognitive behavioral therapy，CBT） 源于 Beck 的认知疗法，是融合行为学习理论、认知理论和信息加工理论为一体的心理治疗，被认为是治疗抑郁症最有效的方法之一，在很多国家，该治疗被官方纳入医保范围。认知行为治疗理论认为认知过程影响情感和行为，治疗师通过纠正病人歪曲的不合理信念，重建合理信念，最终帮助病人改善行为模式，包括一系列的自我评估、监督、指导、问题解决策略等。CBT 是儿童青少年抑郁症非药物治疗的首选心理疗法。CBT 可作为对轻度、中度抑郁症，甚至难治性抑郁症在常规抗抑郁药物治疗基础上的有益补充。

**3. 家庭治疗**　家庭环境和家庭功能是个体生活与发展的一个重要影响因素，抑郁症状产生的意义往往表达了家庭功能的失衡。在一个家庭中，家庭成员之间的认知、情感、行为的彼此作用，不是单纯的线性因果关系，而是循环因果模式。处于不良家庭环境时，有易感素质的家庭成员更易罹患抑郁症；另一方面，某位家庭成员患了抑郁症，对其他家庭成员而言也是不良的刺激源。家庭治疗是治疗抑郁症的重要方法，日益成为心理治疗领域的新势力，通过改变家庭系统中成员围绕症状所呈现的交往定式，帮助病人改变原有的不健康家庭关系，促进症状改善和恢复健康。

**4. 森田疗法**　日本森田正马以东方文化为背景于 1920 年创立的"森田疗法"，又叫禅疗法、根治的自然疗法，是主要用于治疗神经症的心理疗法。经过近一个世纪的实践与发展，森田疗法也逐步扩展到抑郁症的治疗领域，并取得了良好的疗效。是通过该疗法理论知识的学习及治疗师帮助引导，阻断病人的思想矛盾和精神交互作用，发挥出本能"生的欲望"，把精神能量引向建设性的人生行动，从而重拾对生活的积极体验，重建自信。森田疗法以"顺其自然，为所当为"为原则，通过治疗者与病人的交流和对日记的评语，促使病人接纳现实，转变看待事物的态度，修正不良的认知模式，以促进疾病的康复。

**5. 人际心理治疗（interpersonal psychotherapy，IPT）**　由美国专家 Harry Stack Sullivan 和 Adolf Meyer 创立。IPT 的理论认为抑郁症的发生、发展总是与失落、变动和缺乏亲密支持性的人际关系相关，通过改变这些关系中病人的行为方式，可以起到改善病人人际交往缺乏的状况，最终改善情绪障碍的作用。IPT 的核心技术包括：心理健康教育、减少病人角色、学会说"不"、合理表达自己的主张，以及积极承担责任义务等，可以用于处理抑郁症病人的自卑、自责和自我封闭等，帮助病人用社会认可的方式来表达思想和感情。

综上所述，抑郁症的心理治疗方法有多种，但具体选择哪一种，还需根据病人的具体情况，遵从心理治疗师的安排。但是，无论哪种心理治疗都需要病人的积极配合和主动参与，才能取得良好的效果。另外，无论哪一种心理治疗都不能完全取代抗抑郁药物，抑郁症病人通常在药物治疗的同时结合心理治疗，效果会更好。

## （六）改良电抽搐治疗（MECT）是怎么回事？

1. **改良电抽搐治疗** 电抽搐治疗是指在人体安全范围内使用适量的电流通过大脑，引起意识丧失和痉挛发作以治疗精神疾病的一种方法。改良电抽搐治疗（modified electric convulsive treatment，MECT）是在治疗前先给予静脉麻醉剂和肌肉松弛药，使病人在进入治疗时不产生或产生较弱的全身性强直 - 阵挛发作，这种新型治疗方式不仅大大减少了病人发生不良反应的可能性，减轻了病人的恐惧感，更体现了人性化的理念。因此这种改良电抽搐治疗自问世以来，已被广泛应用。对于有严重消极自杀言行或抑郁性木僵的病人，MECT 应是首选的治疗，也可应用于使用抗抑郁药治疗无效的病人。MECT 见效快，疗效好，6～10 次为 1 个疗程，但 MECT 后仍需用药物维持治疗。

2. **MECT 术前准备**

（1）配合医生做体格检查和必要的实验室检查，如血常规、生化常规、心电图、脑电图及胸部 X 线片。

（2）治疗前一天病人应清洗头发，以免油垢影响通电效果。

（3）术前配合测量体温、脉搏、血压、呼吸、体重。

（4）治疗前 6 小时禁食、禁水。

（5）临近治疗前排空大、小便，取下活动义齿、发夹和各种装饰物品。

3. **MECT 的常见不良反应**

（1）**头痛、头晕**：此不良反应可能与治疗中颞肌和咬肌收缩或大脑血流动力学的变化有关。这种情况通常很短暂，不必过分紧张，病人适当休息，避免剧烈运动，即可缓解。

（2）**记忆障碍**：主要为近事记忆障碍，可能与治疗中大脑缺氧有关，也可能与治疗后神经递质改变有关。记忆障碍是暂时的，多在停止治疗数天后恢复。

# 第四节 抑郁症的护理

## （一）怎样做好抑郁症病人的日常生活护理？

抑郁症病人不仅有多样的精神症状表现，同时也有很多躯体症状表现，常被称为"与躯体联系最紧密的一种疾病"，所以注重躯体症状是非常重要的。

**1. 保证营养的供给** 抑郁症病人常有食欲缺乏、不思饮食，甚至受精神症状影响，自责自罪而拒绝饮食。应多了解病人进食差的原因，给予耐心解释安慰，根据不同的具体情况，制订出相应的对策，通常给予高热量、高蛋白、高维生素饮食，保证营养的摄入。

**2. 改善睡眠状态** 睡眠障碍是抑郁症病人最常见的症状之一，以早醒最多见。由于抑郁症有昼重夜轻的特点，早醒时恰为病人一天之中抑郁情绪最重的时候，很多病人的意外事件，如自杀、自伤等，就是在这个时间段发生的。因此改善抑郁症病人的睡眠状态是一项非常重要的工作。白天尽量避免卧床，应以肯定的语气鼓励或者陪伴病人，督促从事工娱活动，如做手工、下棋、运动、跳舞等。晚上入睡前热水泡脚，保证安静的睡眠环境，必要时遵医嘱服用安眠药物。

**3. 协助做好日常生活护理** 抑郁症病人常常诉疲劳、无力料理日常生活，甚至连最基本的起居、梳洗都感吃力，应设法改变病人的消极状态，鼓励和支持病人建立生活的信心。鼓励病人自行料理，同时给予积极性的言语鼓励，如："这样做很好……""你做得非常出色……""你进步了很多……"等，给病人以支持和信心。同时辅以信任、关切的表情与眼神，使病人逐步建立起生活的信心。

**4. 做好排泄的护理** 抑郁症病人由于情绪低落、进食少、活动少，常出现便秘、腹胀、尿潴留等情况。应鼓励病人多饮水、常活动、多吃新鲜蔬菜和水果，并每天留意排泄情况，发现异常及时处理。对便秘无改善者采取相应的措施，如使用缓泻剂或者进行灌肠处理。发现排尿不畅时，应查明原因并采取针对性措施，予诱导排尿，让病人听流水声、热敷或按摩下腹部等，或遵医嘱予药物、导尿。

## （二）如何与抑郁症病人进行有效沟通？

1. 在与抑郁症病人交流沟通时，需要有高度的耐心和同理心，理解病人痛苦的心境。交谈时，应保持一种稳定、温和与接受的态度，适当放慢语速，允许病人有足够反应和思考的时间，并耐心地倾听病人的述说，切忌表现出不耐烦、冷漠，甚至嫌弃的表情和行为。与病人交谈中，应避免简单、生硬的语言，也不能表现出一副无所谓的表情，尽量不使用"你不要……""你不应该……"等直接训斥性的语言，以免加重病人的自卑感。也不要过分地认同病人的悲观感受，如"看你的样子真够痛苦的""我要换了你，也会一样痛苦"等话语，避免强化病人的抑郁情绪。交流中应努力选择一些病人感兴趣的、较为关心的话题，鼓励引导他们回忆以往愉快的经历和体验，用讨论的方式激发他们对美好生活的向往。

2. 在与抑郁症病人交谈的过程中，可以与病人讨论其抑郁体验，帮助其分析、认识精神症状，减少病人由于缺乏对疾病的认识而出现的焦虑、抑郁情绪，反复向病人表达其症状和疾病是可以治愈的，以增加病人战胜疾病的自信心。

3. 协助病人建立新的认知模式。抑郁症病人的认知方式总是呈现出一种"负性的定式"，对自己或外界事物常不自觉地持否定看法，称为负性思维。对于生活中的挫折和失败，正常人通常选择合理的归因对象，但抑郁症病人更倾向于"不幸将永远持续下去""这将对我所做的所有事情产生影响""这都是我的错"这类的语言来解释不幸，总是认为对自己不利，是自己的无能和无力造成的。应设法减少病人的负性思维，帮助病人认识这些想法是不合理的、消极的、片面的，协助病人检视和修正自己的认知模式，设法打破这种负性循环。同时还应努力挖掘病人的优点、长处、成就，描述病人成功的、取得佳绩的经历，以此增加病人的正性思维，尽可能地为病人创造正向的、积极的场合和机会，减少病人的负性体验，改善其消极的情绪。

4. 在与抑郁症病人交往时，非语言沟通的作用也需要重视。可以通过眼神、手势等表达和传递对病人的关心与支持。有时静静地陪伴、关切爱护的目光注视、轻轻地抚摸等非语言性沟通方式，往往能够使严重的抑郁症病人从中感到关心和支持，会对病人起到很好的安抚作用。

5. 当抑郁症病人做出自杀选择时，反而会平静下来，他们通常认为是找到了解决痛苦的办法。感到绝望的病人会想尽一切办法、采取一切手段、利用各种工具、寻找各种可能的机会采取自杀行为。此时单凭一些限制性的措施来阻止病人的自杀行为，是较为被动的预防手段，难以奏效。应在恰当的时机与病人谈论有关自杀的问题，讨论自杀行为对病人个人、家庭、他人的影响。同时加强与病人的沟通、接触，改变病人的消极应对方式，打消或动摇病人死亡的意念，对于预防自杀具有十分积极的意义。

## （三）怎么识别与评估抑郁症病人的自杀风险？

视频：抑郁症的自杀风险

## （四）怎样有效预防抑郁症病人的自杀行为？

1. 首先应及时辨认抑郁症病人自杀意图的强度和可能性，以及设想病人可能采取的自伤、自杀方式，从而有效地防止意外事件的发生。平时应密切观察病情的变化，对病人的言语、行为、去向等情况应随时做到心中有数，尽可能多与病人保持接触，鼓励病人表达内心感受，如不良的情绪，消极厌世的想法，自伤、自杀的冲动等。另外，部分严重抑郁症病人在病情缓解初期其自杀的风险性会增加，因为病人病情严重时，常没有精力实施自杀行为，经过治疗后，病人精神运动抑制的改善在先，抑郁情绪尚无明显改善，可使病人将自杀意念付诸行动，故此时需要高度警惕，并仔细观察病人所表露出的一些自杀先兆，若病人出现突然的情绪转变，言谈之中表情欠自然、交代后事、书写遗书、反复叮嘱重要的问题，如重要纪念日、银行存款、账号、财产放置地点等情况时，均视为危险行为的先兆，提示应加倍防范。

2. 应妥善安置抑郁症病人，做好危险物品的管理。谨慎地安排病人的居住环境，房间的陈设要尽可能简单、安全、无危险物品，如绳带、玻璃、刀剪等各类物品应妥善保管，以免被病人利用而发生意外。另外，意外事件多发生于夜间、节假日、周末及工作人员忙碌的时候，对此必须给予高度的重视，加强防范意识。鼓励病人参加有兴趣的工娱活动和增加户外活动，有助于缓解病人的悲观情绪，但必须在可视范围内进行。对于自杀意念特别强烈的病人，需要专人看护，避免病人独处。

3. 在抑郁症病人服药时，要多考虑其自杀因素，每顿药物应认真核查用药要求后再让病人服下。比如：让病人张开嘴，观察药物是否藏在舌下或牙齿周围；服下药物后，再让病人坐一会儿，因为有的病人服药后会马上到厕所将药物吐掉。因此，抑郁症病人服药时，应认真细致地观察，防止病人藏药后大量吞服造成不良后果。

（施忠英）

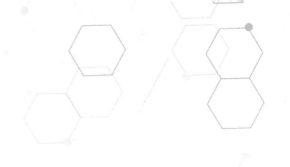

# 参考文献

［1］尤黎明，吴瑛．内科护理学［M］．6 版．北京：人民卫生出版社，2017.

［2］葛均波，徐永健，王辰．内科学［M］．9 版．北京：人民卫生出版社，2018.

［3］Douglas A．Drossman．罗马Ⅳ：功能性胃肠病 肠 - 脑互动异常［M］．方秀才，侯晓华，主译．北京：科学出版社，2016.

［4］李小寒，尚少梅．基础护理学［M］．6 版．北京：人民卫生出版社，2017.

［5］陈立英，王群，王丽芹．糖尿病护理指导大全［M］．北京：中国协和医科大学出版社，2016：7-1.

［6］孙子林．糖尿病自我管理技巧［M］．南京：江苏科学技术出版社，2011：57-64.

［7］黄晓琳，燕铁斌．康复医学［M］．6 版．北京：人民卫生出版社，2018.

［8］郑彩娥，李秀云．实用康复护理学［M］．2 版．北京：人民卫生出版社，2018.

［9］张红星．脑卒中防治指南［M］．武汉：湖北科学技术出版社，2012.

［10］梅长林，余学清．内科学 - 肾脏内科分册［M］．北京：人民卫生出版社，2015.

［11］谢幸，苟文丽．妇产科学［M］．8 版．北京：人民卫生出版社，2014.

［12］安力彬，陆虹．妇产科护理学［M］．6 版．北京：人民卫生出版社，2017.

［13］刘哲宁，杨芳宇．精神科护理学［M］．4 版．北京：人民卫生出版社，2017.

［14］施忠英，陶凤瑛．新编精神科护理学［M］．上海：复旦大学出版社，2015.

［15］章雅青．PBL- 情境 - 模拟综合案例护理教程（教师用书）［M］．北京：人民卫生出版社，2015.

［16］国家卫生计生委合理用药专家委员会，中国药师协会．冠心病合理用药指南（第2版）［J］．中国医学前沿杂志（电子版），2018，10（6）：1-130.

［17］刘兆平．2011美国冠状动脉及其他动脉粥样硬化性血管疾病二级预防指南解读［J］．中国医学前沿杂志（电子版），2012，4（8）：67-69.

［18］中华医学会消化病学分会胃肠动力学组，中华医学会外科学分会结直肠肛门外科学组．中国慢性便秘诊治指南（2013，武汉）［J］．胃肠病学，2013，18（10）：605-612.

［19］贾继东，魏来，侯金林，等.《中国肝病诊疗管理规范》白皮书（节选）［J］．临床肝胆病杂志，2014，30（03）：197-209.

［20］周光文，杨连粤．肝硬化门静脉高压症食管、胃底静脉曲张破裂出血诊治专家共识（2015）［J］．中国实用外科杂志，2015，35（10）：1086-1090.

［21］科技部十二五重大专项联合课题组专家．乙型肝炎病毒相关肝硬化的临床诊断、评估和抗病毒治疗的综合管理［J］．临床肝胆病杂志，2014，30（2）：99-108.

［22］徐小元，丁惠国，李文刚，等．肝硬化腹腔积液及相关并发症的诊疗指南（2017，北京）［J］．中华胃肠内镜电子杂志，2018，5（01）：1-17.

［23］纪立农，郭晓蕙，黄金，等．中国糖尿病药物注射技术指南［J］．中国糖尿病杂志，2017，9（2）：79-105.

［24］中华医学会风湿病学分会．2016中国痛风诊疗指南［J］．中华内科杂志，2016，55（11）：892-899.

［25］中国慢性肾脏病病人合并高尿酸血症诊治共识专家组．中国慢性肾脏病病人合并高尿酸血症诊治专家共识［J］．中华肾脏病杂志，2017，33（6）.

［26］高莹，刘明明，修瑞娟．桥本甲状腺炎的免疫学发病机制进展［J］．内科理论与实践，2013，8（6）：392-396.

［27］王平，王建凤，刘善新，等．桥本氏甲状腺炎发病机制及治疗方法研究进展［J］．药学研究，2015，34（10）：599-603.

［28］中华医学会内分泌学分会．成人甲状腺功能减退症诊治指南［J］．中华内分泌代谢杂志，2017，33（2）：167-180.

［29］李昭，杨连根，王琳，等．胸腰椎内固定术后感染的临床诊疗分析［J］．河北医科大学学报，2014，35（10）：1207-1209.

［30］袁群生，李雪梅．2017年KDIGO关于慢性肾脏病矿物质及骨异常临床实践指南更新与解读［J］．协和医学杂志，2018，9（3）：213-218.

［31］上海慢性肾脏病早发现及规范化诊治与示范项目专家组．慢性肾脏病筛查诊断及防治指南［J］．中国实用内科杂志，2017，37（1）：28-34.

［32］杨晓阳，万梦婕，陈方平. 国内外急性早幼粒细胞白血病指南解读［J］.
白血病·淋巴瘤，2016，25（10）：618-622.

［33］中华医学会血液学分会，中国医师协会血液科医师分会. 中国中性粒
细胞缺乏伴发热患者抗菌药物临床应用指南（2016 年版）［J］. 中华
血液学杂志，2016，37（5）：353-359.

［34］中国医师协会肿瘤医师分会，中国抗癌协会肿瘤临床化疗专业委员会，
《中华医学杂志》编辑委员会. 中国重组人粒细胞集落刺激因子在肿瘤
化疗中的临床应用专家共识（2015 年版）［J］. 中华医学杂志，2015，
95（37）：3001-3003.

［35］周晖，白守民，林仲秋.《2019NCCN 宫颈癌临床实践指南（第 1
版）》解读［J］. 中国实用妇科与产科杂志，2018，34（9）：1002-
1009.

［36］樊尚荣，刘丹. 2015 年美国疾病控制中心性传播疾病的诊断和治疗指
南（续）：人乳头瘤病毒感染的诊断和治疗指南［J］. 中国全科医学，
2015，18（29）：3513-3515.

［37］BENNINGA MA, NURKO S, FAURE C, et al. Childhood Functional
Gastrointestinal Disorders: neonate/toddler[J]. Gastroenterology, 2016,
150(6): 1443-1455.e2.

［38］BOVE M, CICERO AFG, VERONESI M, et al. An Evidence-Based
Review on Urate-Lowering Treatments: Implications for Optimal Treatment
of Chronic Hyperuricemia[J]. Vasc Heal Risk Manag, 2017, 13: 23-28.

［39］DOWNES KJ, ZAOUTIS TE, SHAH SS. Guidelines for Management of
Children with Fever and Neutropenia[J]. J Pediatric Infect Dis Soc, 2013,
2(3): 281-285.

［40］EBENBICHLER GR, INSCHLAG S, PFLÜGER V, et al. Twelve-
Year Follow-up of a Randomized Controlled Trial of Comprehensive
Physiotherapy Following Disc Herniation Operation[J]. Clin Rehabilitation,
2015, 29(6): 548-560.

［41］Ellervik C, Kvetny J, Christensen KS, et al. Prevalence of Depression,
Quality of Life and Antidepressant Treatment in the Danish General
Suburban Population Study[J]. Nord J Psychiatry, 2014, 68(7): 507-512.

［42］FUKUI H, SAITO H, UENO Y, et al. Evidence-Based Clinical Ppractice
Guidelines for Liver Cirrhosis 2015[J]. J Gastroenterol, 2016, 51(7): 629-650.

［43］LEVEY AS, CORESH J. Chronic Kidney Disease[J]. Lancet, 2012,
379(9811): 165-180.

［44］LI QR, LI XD, KWONG JSW, et al. Diagnosis and Treatment for Hyperuricaemia and Gout: a Protocol for a Systematic Review of Clinical Practice Guidelines and Consensus Statements[J]. BMJ Open, 2017, 7(6): e014928.

［45］LIM JK, FLAMM SL, SINGH S, et al. American Gastroenterological Association Institute Guideline on the Role of Elastography in the Evaluation of Liver Fibrosis[J]. Gastroenterology, 2017, 152(6): 1536-1543.

［46］KAMODA H, ISHIKAWA T, MIYAGI M, et al. Delayed Postoperative Epidural Hematoma Presenting only with Vesicorectal Disturbance[J]. Case Rep Orthop, 2013, 2013: 1-4.

［47］Kidney Disease: Improving Global Outcomes (KDIGO) CKD-MBD Update Work Ggroup. KDIGO 2017 Clinical Practice Guideline Update for the Diagnosis, Evaluation, Prevention, and Treatment of Chronic Kidney Disease-Mineral and Bone Disorder (CKD-MBD). Kidney [J]. Kidney Int Suppl, 2017, 7(3): e1.

［48］RIHMER ZL, DÖME P, GONDA X. 30 Years against Suicide: a Summary of Our Research on Depression and Suicide Prevention between 1985 and 2015. [J]Neuropsychopharmacol Hung, 2015, 17(3):113-119.

［49］RODRIGUEZ-GALINDO C, FRIEDRICH P, ALCASABAS P, et al. Toward the Cure of all Children with Cancer Through Collaborative Efforts: Pediatric Oncology as a Global Challenge[J]. J Clin Oncol, 2015, 33(27): 3065-3073.

69